AF465092

617.55171.883

La dérivation des urines par l'intestin.

PAR

J. DRUCBERT (de Lille),
Chef de clinique chirurgicale à la Faculté de Médecine.

Le but de ce travail est de rechercher si la dérivation des urines par l'intestin, c'est-à-dire la substitution au réservoir normalement aseptique qu'est la vessie, du rectum, organe où pullulent les micro-organismes, est une opération justifiée par les résultats actuels de la clinique et les enseignements de la médecine expérimentale.

Pour légitimer cet acte opératoire, suffit-il de dire, comme certains auteurs, et en particulier Boari, qu'il ne fait que rappeler un stade phylogénique ou ontogénique (six premières semaines de la vie embryonnaire) où les réservoirs urinaires et fécaux sont confondus ? Evidemment non, car on ne peut comparer l'intestin d'un adulte à l'intestin d'un embryon. En second lieu, chez les animaux à cloaque, le contenu intestinal et la sécrétion urinaire diffèrent trop de ce qu'ils sont chez les mammifères et chez l'homme en particulier, pour qu'on puisse citer cette disposition anatomique comme un argument favorable à l'abouchement des uretères dans l'intestin.

Quoi qu'on ait dit, l'abouchement intestinal des canaux excréteurs du foie ne fournit pas une raison plus valable, car on connaît aujourd'hui la fréquence de l'infection ascendante des voies biliaires.

Meilleurs sont peut-être les arguments empruntés à l'observation clinique et basés sur les cas où existait une communication accidentelle ou congénitale entre l'intestin et les voies d'excrétion de l'urine. Encore convient-il ici d'interpréter les faits. Il est classique, par exemple, de citer comme très favorable le cas de Richardson (1) : enfant porteur d'une greffe congénitale des uretères dans l'intestin et qui vécut dix-sept ans ; encore faut-il ajouter que cet enfant avait une diarrhée incoercible ! M. Quénu a observé un enfant de huit ans chez qui les uretères s'ouvraient dans le rectum à une petite distance au-dessus du sphincter.

MM. Carlier et Davrinche (103) ont publié l'observation d'un malade âgé de 31 ans, atteint de calcul vésical, qui avait, à l'âge de 7 ans, expulsé un calcul par le rectum. Depuis 24 ans, la majeure partie des urines s'écoulait par la fistule vésico-rectale ; les fonctions rectales n'en souffraient pas; il n'existait aucun signe d'inflammation de la muqueuse du rectum; mais les reins étaient profondément altérés. Les deux litres d'urine émis quotidiennement ne contenaient au total que 8 grammes d'urée. Le rein n'éliminait aucune trace du bleu injecté.

D'après Herczel (85), dans 73 0/0 des cas, les fistules vésico-rectales causeraient la mort en deux ans. Pascal (100) a, dans une thèse récente, rassemblé 300 observations de fistules vésico-intestinales ; or, dans les 80 cas où la date de la mort est indiquée, la durée de la survie, après l'établissement de la fistule, se répartit de la sorte :

Survie de plus d'un an	35 cas.
— de 1 à 5 ans	25 —
— de 5 à 10 ans	2 —
— de 10 à 20 ans	5 —
— de 22 ans	1 —
— de 30 ans	1 —

Il faut ajouter à cette liste un suicidé, qui portait depuis 26 ans une fistule vésico-cólique.

Les arguments anatomiques et les faits cliniques laissent pressentir que la dérivation du liquide urinaire dans l'intestin devra être considérée souvent comme un pis-aller, que les nécessités pathologiques pourront imposer au chirurgien, mais qui n'est pas sans présenter parfois des avantages considérables. Nous allons les rappeler en deux mots. Le rectum supporte bien en général le contact de l'urine ; les faits cliniques et expérimentaux le prouvent. C'est un réservoir que l'on peut vider à volonté, et presque aussi continent que la vessie. Les malades seront donc peu gênés dans leur vie sociale, et, en tous cas, moins incommodés qu'avec une fistule cutanée, ou une exstrophie vésicale, qui occasionnent une vive irritation de la peau et nécessitent le port constant d'un appareil ou d'un pansement. Au point de vue fonctionnel, le rectum peut donc suppléer la vessie.

Cependant il arrive parfois que le contact de l'urine est mal supporté, d'où des lésions de la muqueuse ou de l'incontinence. Dans d'autres cas, le rectum n'a qu'une faible tolérance et le malade est tourmenté par d'incessants besoins d'évacuation.

A côté de ces premiers inconvénients, quelles difficultés, quels dangers sont inhérents à l'opération ! D'abord, l'infection du péritoine, par suite d'une faute d'asepsie, ou d'une souillure par les urines ou les matfécalresèr es. Il faut encore tenir compte de la difficulté de fixer solidement l'uretère à l'intestin, à cause de son petit calibre, la désunion des sutures pouvant causer une péritonite ou amener la formation d'une fistule urinaire et parfois stercorale à laquelle il est souvent difficile de remédier.

Comme accidents à distance, il est à craindre qu'après cicatrisation de l'anastomose urétéro-intestinale le tissu de cicatrice qui enveloppe l'uretère n'amène, en se rétractant, une obstruction plus ou moins grande de l'orifice de ce canal, et détermine secondairement des accidents de rétention de l'urine.

Enfin, l'infection ascendante des reins est le danger le plus redoutable. Les voies urinaires, on le sait, s'infectent avec la plus grande facilité ; or, après l'opération, elles sont mises en communication avec un milieu riche en microorganismes. Le rein est ainsi à la merci de la moindre cause occasionnelle d'infection : reflux de l'urine du rectum dans l'uretère, légère rétention, etc.

En somme, cinq grands facteurs peuvent compromettre le succès de l'opération : l'infection du péritoine, l'insuffisance des sutures, l'intolérance du rectum, la sténose cicatricielle de l'uretère, et l'infection rénale ascendante.

Si l'infection opératoire du pér st évitable, il est impossible de prévoir si le rectum supportera bien le contact de l'urine. Heureusement l'observation démontre que les faits d'intolérance sont rares.

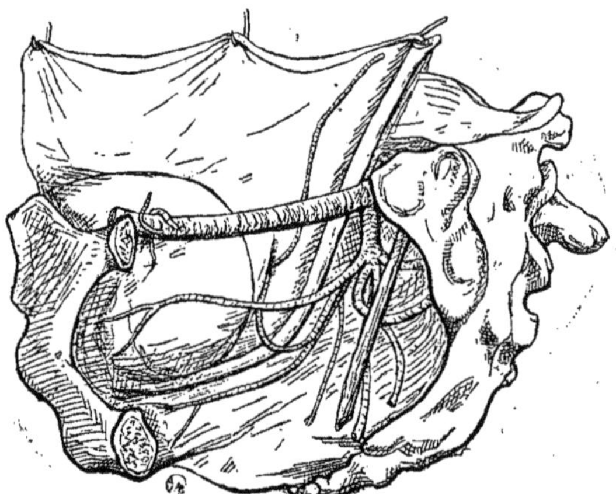

Fig. 1. — Position de l'uretère dans le petit bassin (Schéma).

En ce qui concerne les trois autres causes d'échec, les procédés opératoires doivent viser à fixer solidement l'uretère à l'intestin, à rendre impossible tout rétrécissement ultérieur, à éviter le reflux de l'urine du rectum vers l'uretère. Mais, malgré tout, il ne faut pas oublier que toutes ces conditions étant réalisées, et la guérison opératoire étant obtenue, le patient reste dans l'état d'un malade dont la vessie serait infectée et, par conséquent, reste d'une façon permanente sous la menace de l'infection rénale ascendante.

* * *

Ce serait faire une division artificielle de notre sujet que de passer en revue les divers procédés opératoires suivant la voie utilisée pour aborder l'uretère et l'intestin. On a essayé en effet de la laparotomie médiane ou latérale, de la voie périnéale, des voies lombaire ou sacrée, sous-péritonéale ou transpéritonéale ; enfin, on a combiné ces diverses voies d'accès.

On pourrait encore classer les procédés opératoires suivant que le point d'implantation est l'intestin laissé en place ou un cul-de-sac intestinal créé artificiellement, une anse exclue, par exemple. Nous croyons plus naturel de prendre pour base de classification la portion des voies urinaires abouchée à l'intestin et le mode de fixation utilisé.

L'abouchement peut porter sur la vessie ou sur les uretères. Dans ce dernier cas, si l'uretère a été sectionné transversalement, on fait une véritable implantation. S'il est intact, on peut le fixer par la partie latérale ou par l'extrémité inférieure, c'est-à-dire son orifice vésical.

En ce qui concerne le mode de fixation, on peut distinguer les sutures des anastomoses à l'aide d'appareils. On a ainsi la classification naturelle suivante :

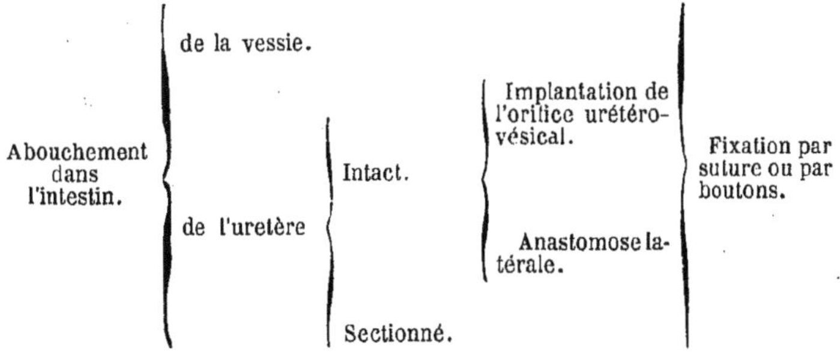

La dérivation de l'urine sera partielle ou totale, suivant que l'implantation de l'uretère aura été unilatérale ou bilatérale, et dans le cas de fistule vésico-rectale, selon que l'urètre est ou non resté perméable.

Nous adopterons donc la division suivante :

L'uretère intact, étant attiré au contact des parois de l'intestin, on crée une fistule entre ces deux organes (anastomose par juxtaposition).

L'uretère sectionné, soit volontairement, soit accidentellement, a été fixé à l'aide d'un des procédés suivants :

a) Suture de l'uretère aux lèvres d'une simple incision faite aux parois intestinales.

b) Emploi d'artifices opératoires pour imiter l'abouchement vésical de l'uretère : taille de lambeaux qui forment une valvule, direction oblique de l'uretère dans les parois de l'intestin.

c) Adaptation de l'intestin sur des appareils que l'on fixe ensuite à l'intestin (boutons anastomotiques).

L'uretère étant intact, on greffe à l'intestin son orifice entouré d'une collerette de tissu vésical ; on conserve ainsi les dispositions de l'abouchement normal.

Enfin, établissement d'une fistule vésico-rectale ou vésico-vagino-rectale, avec fermeture secondaire du vagin.

I. — Etablissement d'une fistule latérale entre l'uretère et l'intestin.

C'est par ce procédé que fut faite par Simon (3), en 1851, la première anastomose urétéro-rectale. En 1879, Th. Smith (7) pratiqua l'anastomose des deux uretères à 14 mois d'intervalle. L'un et l'autre opérateur eurent des insuccès.

En 1853, Roux (4) proposa deux procédés d'abouchement de l'uretère dans le rectum. L'un consistait à faire pénétrer dans cet organe un trocart introduit dans l'uretère ; dans le second, une sonde étant passée dans l'uretère, on la faisait bomber dans le rectum ; les deux organes incisés au point saillant étaient ensuite suturés l'un à l'autre.

Rein (45) décrivit en 1894 une nouvelle méthode qu'il employa une fois sans succès.

Voici le résumé de ces observations.

Observation I. — Simon (3), 1851.

H., 13 ans. Exstrophie vésicale avec épispadias.

Incision longitudinale de l'uretère et du rectum, suture des deux ouvertures. Compression sur les orifices extérieurs des uretères. La majeure partie des urines passe dans l'intestin. Evacuations toutes les 2 heures. La fermeture des orifices vésicaux par avivement et suture échoue. Formation de calculs dans les uretères.

Mort 9 mois après l'opération.

Autopsie.— Pyélonéphrite et péritonite chronique autour des uretères qui contiennent de nombreux calculs. Les orifices des uretères dans l'intestin sont perméables et siègent à 5 cm. de l'anus.

Observation II. — Th. Smith (7), 1879.

Enfant de 7 ans. Exstrophie vésicale.

9 juin 1879. Incision lombaire, suture de l'uretère gauche à la partie inférieure du côlon descendant.

Bon état dans les 6 premiers jours ; puis fièvre, écoulement urinaire et fécal par la plaie ; puis amélioration ; au bout de 4 mois, la fistule est tarie.

Même opération du côté droit, 14 mois après la première opération. Mort au bout de 50 heures.

Autopsie. — Uretère gauche obturé, pyonéphrose volumineuse. Uretère droit perméable, mais enflammé; rein droit hypertrophié et atteint de néphrite.

OBSERVATION III. — REIN (45), 1894 (1).

F., 20 ans. Exstrophie vésicale.

Laparotomie médiane en position de Trendelenburg. L'utérus et les annexes gauches étant écartés, on introduit une sonde dans l'uretère gauche et un fort cathéter dans le rectum. Ces deux instruments sont amenés en contact ; on incise et on suture le rectum et l'uretère. Même opération du côté droit. Extirpation de la muqueuse vésicale. Durée : 2 h.1/2. On introduit dans les uretères des sondes adaptées à un tube sortant par le rectum.

Il se forme une fistule de l'uretère droit ; infiltration urineuse et abcès périrectaux. Mort.

L'anastomose latérale a donc donné 3 insuccès sur 3 cas. L'infection ascendante emporte en 9 mois la malade de Simon ; chez le malade de Smith, le premier uretère opéré s'oblitère et le rein s'infecte ; après la seconde opération, la mort survient en 50 heures, et l'on constate de l'uretérite et de la néphrite du côté récemment opéré. En ce qui concerne le cas de Rein, une des sutures ne tint pas et il en résulta une infiltration urineuse mortelle.

L'anastomose latérale n'est donc pas recommandable. La fixité des sutures n'y est pas assurée (Obs. de Rein) ; la cicatrice peut obstruer l'uretère en se rétractant et amener la rétention et l'infection. (Cas de Smith). Elle nécessite une intervention complémentaire, pour fermer l'orifice inférieur des uretères. Enfin, la plus longue survie obtenue est de 14 mois ; encore s'agissait-il d'anastomose unilatérale.

II. — Implantation de l'uretère dans l'intestin.

C'est seulement 30 ans après l'opération de Simon que l'abouchement intestinal des uretères commença à faire l'objet des recherches et des essais des chirurgiens.

Les premières expériences, faites par Glück et Zeller (11), datent en effet de 1881. Ces auteurs, étudiant l'extirpation totale de la vessie et de la prostate, fixèrent les uretères de leurs chiens à la peau et dans le rectum.

(1) Boari classe à tort ce cas parmi les observations de cysto-colostomie par le procédé de Maydl.

Dans une première série d'expériences, les uretères étaient suturés directement aux lèvres d'une incision faite à la paroi rectale. Un seul des animaux vivait encore le matin du quatrième jour. 4 fois l'autopsie montra une infiltration d'urine dans le tissu cellulaire du petit bassin. Dans les autres cas, il y avait en plus des matières fécales, qui, sorties de l'intestin, avaient causé une péritonite purulente.

Dans une seconde série, où les uretères étaient fixés sur des cathéters métalliques ou élastiques, les résultats ne furent pas meilleurs. Glück et Zeller abandonnèrent donc la dérivation intestinale des urines et proposèrent la fixation des uretères à l'urètre.

Bardenheuer (14), en 1886, fit sur 5 chiens l'abouchement des uretères dans le côlon. Deux des animaux survivants, tués à la quatrième semaine, avaient un rétrécissement de l'orifice urétéral. Il existait de l'uronéphrose; un des chiens mourut au bout d'un an de pyonéphrose.

Malgré ces résultats, Bardenheuer (23) appliqua cette opération à l'homme en 1887 ; le malade mourut des suites opératoires.

Novaro (16), en 1887, essaya un nouveau procédé qui devait faciliter la suture et empêcher le rétrécissement ultérieur ; il consistait à agrandir l'orifice de l'uretère sectionné par une incision longitudinale. Sur les 3 chiens qui servirent à ses expériences, 2 moururent ; chez le survivant, tué le 4e mois, un uretère était perméable et le rein correspondant normal, mais l'orifice de l'autre uretère était rétréci et une légère hydronéphrose existait de ce côté. Ces expériences n'étaient guère favorables ; en tous cas, elles permirent à Novaro de démontrer que le rectum supporte le contact de l'urine et que le sphincter reste continent.

Ceci (15) fit des expériences analogues ; quelques-unes eurent d'heureux résultats. Tuffier (20), en 1888, répéta les expériences de Novaro ; il fit sur deux chiens l'anastomose uretéro-rectale. Il attira les uretères en sorte que leur extrémité flottait librement dans le rectum ; il se fit une fistule stercorale au niveau de l'implantation, et les chiens moururent, peu de jours après l'intervention, de péritonite et de pyélonéphrite.

La même année, Poggi et Tizzoni (19) implantèrent les uretères dans une anse grêle ; mais celle-ci était séparée du tube digestif et devait servir à constituer une nouvelle vessie.

Ils firent sur un chien l'opération suivante : Exclusion de 7 cent. d'iléon ; un mois plus tard, implantation des uretères dans l'anse intestinale que l'on fixe au col vésical à la place de la vessie qui a été extirpée.

Au début, le chien eut de l'incontinence ; puis il retint ses urines pendant une heure. 2 mois après, il était bien portant et engraissait.

Poggi et Tizzoni se proposèrent d'employer une anse plus longue pour éviter la fréquence des mictions.

Malgré les résultats peu encourageants des divers expérimentateurs, Kuster (24) fit chez l'homme la quatrième implantation bilatérale des uretères dans le rectum, en 1891. Ce fut encore un insuccès.

La même année, de nombreuses expériences donnèrent à Harvey-Reed (28) les résultats suivants :

Implantations unilatérales.

I. — Fixation de l'uretère par 6 sutures dans une incision rectale. Selles toutes les 3 ou 5 heures. Bon résultat.

II. — Même procédé. Selles toutes les 3 heures. L'animal est tué le 24e jour. Bon abouchement, mais compression de l'uretère par la trompe droite ; néphrite du rein droit.

III. — Même procédé. Selles toutes les 2 ou 3 heures. Tué le 25e jour. Uretère et rein normaux ; pas d'hydronéphrose.

Implantations bilatérales.

I. — Mort le 4e jour. Abouchements bons ; uretère et rein normaux. Pelvipéritonite due à ce que de l'urine a coulé dans le péritoine.

II. — Mort le 3e jour. Péritonite généralisée. Grosse uronéphrose par obstruction de l'uretère droit

III. — Mort au 24e jour. Abouchement par erreur des vaisseaux spermatiques à l'intestin.

IV. — Mort au 3e jour. Péritonite subaiguë. Dilatation des uretères, hydronéphrose double.

V. — Tué le 12e jour. Par erreur, implantation d'un lambeau péritonéal.

VI. — Mort à la 72e heure. Obstruction de l'uretère droit, pyélonéphrite suppurée. Uretère gauche perméable, rein gauche très congestionné.

VII. — Mort au bout de 90 heures. Abcès péri-rectal ouvert dans le péritoine ; péritonite généralisée.

L'implantation était bonne.

Les implantations unilatérales ont donné 2 succès ; mais un des animaux a été tué le 25e jour et l'infection du rein pouvait encore apparaître après ce délai. Les implantations bilatérales n'ont donné que de mauvais résultats.

Roscizewski, d'après Soneira (92), fit à 6 chiens l'urétéro-colostomie unilatérale, 5 moururent de péritonite dès les premiers jours. Chez le survivant, l'implantation du second uretère fut faite deux mois après la première opération ; 3 mois plus tard, le chien mourut de péritonite. Le premier uretère fonctionnait bien ; l'autre était un peu dilaté.

Morestin (27), en 1892, a rapporté une série très intéressante d'expériences de greffe intestinale des uretères. On verra, par le résumé qui suit, quelle variété fut apportée dans les modes opératoires ; on trouve même dans la série III un procédé identique à celui qu'a proposé Maydl en 1894, et qui porte le nom de ce dernier auteur.

Les recherches de Morestin donnèrent les résultats suivants :

I. — Greffe des 2 uretères dans une incision longitudinale ou transversale du rectum.

1. Suture de la muqueuse intestinale aux tissus péri-urétéraux ; le bout de l'uretère restant libre dans la cavité rectale.

6 chiens : 3 meurent de péritonite le 2e et le 3e jour. Les 3 autres meurent le 3e et le 4e jour sans péritonite, mais leurs reins sont gros, rouges et congestionnés. Il y a du pus dans les uretères.

2. Suture de l'uretère à la muqueuse rectale par points séparés. — 4 chiens : 4 morts ; 2 animaux ont du pus dans les uretères, les 2 autres ont des uretères dilatés par l'urine.

II. — Greffe d'un seul uretère.

1. Suture des tissus péri-urétéraux à la muqueuse rectale. — 2 chiens : 1 mort par hydronéphrose, 1 mort de péritonite.

2. Suture de l'uretère à la muqueuse rectale.

2 animaux : 2 morts par hydronéphrose.

III. — Sur 2 chiens, suture au rectum de l'orifice urétéro-vésical avec une collerette de tissu vésical. — 2 chiens ; 2 morts par péritonite.

IV. — Dans le but de faciliter l'établissement des sutures, ligature préalable des uretères qui se trouvent augmentés de diamètre par l'uronéphrose consécutive.

1. — Abouchement d'un uretère sectionné transversalement.

2 chiens. Le 1er paraît malade dès la 3e semaine. On le tue. La greffe tient, l'orifice est perméable, mais il y a de la pyélonéphrite. — Le 2e animal cesse le 2e jour d'uriner par le rectum ; au bout de 3 semaines, laparotomie : on trouve une hydronéphrose et on fait un nouvel abouchement de l'uretère en l'élargissant par une incision longitudinale ; 2 mois plus tard on tue l'animal. Le rein est normal.

2. — Abouchement d'un uretère dont la section transversale est agrandie par une incision longitudinale.

2 animaux : chez l'un, l'uretère se détache du rectum et s'oblitère : hydronéphrose ; chez l'autre, l'orifice est étroit et l'écoulement insuffisant : hydronéphrose.

3. — Abouchement de l'uretère sectionné obliquement.

2 chiens : le premier a de l'hydronéphrose, le second de la pyélonéphrite.

Les résultats de Morestin furent confirmés par Tuffier (29), qui déclara que ses expériences avaient toujours abouti à de fâcheux résultats : fistule et péritonite, hydronéphrose et pyélonéphrite. Un seul animal, à qui il avait fait l'abouchement bilatéral, survécut trois mois ; avec l'abouchement unilatéral, Tuffier n'eut qu'une seule survie de deux mois.

Tuffier montra aussi qu'il est plus dangereux d'anastomoser la partie supérieure de l'uretère que sa partie inférieure. En effet, tandis qu'à l'extrémité supérieure, l'écoulement de l'urine est continu, à l'orifice inférieur, l'urine sort par une véritable éjaculation ; cette pression de l'urine dans la partie inférieure de l'uretère est due à la contraction des parois musculaires du conduit urétéral et à l'action du sphincter urétéro-vésical qui retient l'urine.

La fermeture du sphincter et la tension de l'urine sont deux des moyens de défense du rein contre l'infection. Si l'on abouche l'uretère au niveau de son tiers inférieur, on perd l'action du sphincter ; mais si l'abouchement siège plus haut, on perd encore le moyen de défense qui est la tension de l'urine due à la contraction des parois.

C'est de cette année 1892 que date le premier succès, chez l'homme, de l'implantation des uretères ; il s'agissait d'une malade à qui Chaput (33 et 40) fit l'implantation unilatérale. Une opération d'implantation bilatérale faite par le même chirurgien fut suivie de mort.

Thomson (37), en 1893, étudiant le traitement des lésions de l'uretère, fit à un chien l'implantation de l'uretère dans une anse grêle. Le chien, en bonne santé, fut tué après 3 semaines. L'orifice urétéral était rétréci, le bassinet et le rein très dilatés. L'auteur déclara qu'une telle opération n'est pas applicable à l'homme.

Van Hook (39) tira la même conclusion de ses expériences ; l'opération est dangereuse, le rétrécissement est à craindre, l'uretère est abouché dans un conduit septique ; on ne peut donc proposer l'application à l'homme de cette opération. Sur 3 cas d'implantation unilatérale, il avait observé un léger degré de rétrécissement de l'orifice ; 6 implantations bilatérales lui avaient donné 6 morts.

Giordano, dans un premier travail (26), avait proposé de fixer l'uretère par voie lombaire, dans une portion du côlon rendue extra-péritonéale ; ce procédé permettait d'éviter l'infection du péritoine au cas où les sutures ne tiendraient pas. Dans un second mémoire (42), il étudia l'abouchement des uretères dans le rectum et montra que les lésions de l'uretère et des reins sont imputables à la sténose de l'orifice urétéral.

Voici le résumé de ses expériences.

I. 30. 4. 1892. Implantation par la voie lombaire des uretères dans les côlons ascendant et descendant. Mort par péritonite aiguë. Congestion des reins. Les sutures tiennent ; pas d'hydronéphrose.

II. 13. 5. 1892. Implantation de l'uretère gauche dans le côlon descendant. Selles régulières et demi-liquides ; on tue l'animal, en bonne santé, le 7e jour. Uretères perméables, reins intacts.

III. 16. 5. 1892. Implantation de l'uretère gauche dans l'S iliaque ; 1. 6. 1892. Implantation de l'uretère droit dans le côlon ascendant. Mort 68 jours après la deuxième opération. L'uretère gauche s'est détaché et son urine coule par une fistule cutanée. Hydronéphrose double.

IV. 2. 6. 1892. Implantation des 2 uretères à 15 jours d'intervalle. Mort par pyélonéphrite double, 121 jours après la première opération.

V. 4 juin 1892. Implantation de l'uretère gauche dans le côlon descendant. Mort de péritonite 6 jours après l'opération.

VI. VII. VIII. Implantation bilatérale par la voie sacrée. 3 morts rapides par pyélonéphrite aiguë.

IX à XIII. Implantation par la voie abdominale.

IX. Mort de péritonite.

X. Mort le quatrième jour. Hydronéphrose.

XI. Implantation des uretères montés sur des conducteurs. Mort le huitième jour ; pelvi-péritonite localisée ; rétention d'urine dans l'un des reins.

XII. Implantation bilatérale et néphrotomie immédiate du côté droit ; mort le quatrième jour. Uronéphrose du côté gauche.

XIII. Implantation bilatérale ; mort au 77e jour ; rein gauche sain. Rein droit énorme (270 gr.) ; uretère dilaté, calcul phosphatique secondaire dans le bassinet.

Ces procédés variés donnent donc des résultats peu encourageants puisque, sur 13 chiens, 3 seulement ont survécu 77, 84 et 121 jours, et ont fini par succomber à l'infection des reins.

Giordano proposa, pour éviter cette infection qui vient du rectum, de détourner préalablement de celui-ci les matières fécales en faisant un anus, contre nature, iliaque. D'après cet auteur, ce procédé serait moins dangereux et plus supportable que l'abouchement de l'uretère à la peau. Si ce procédé est moins dangereux, il est au moins douteux qu'un malade supporte mieux une fistule stercorale qu'une fistule urinaire ou la préfère. En tous cas, cette idée de détourner les matières fécales du segment qui porte les uretères marque un progrès dans la question et devait bientôt être reprise et modifiée. Mauclaire (48), en 1895, propose en effet à nouveau de faire la greffe des uretères dans le rectum aseptisé. Il abouche l'S iliaque dans le vagin, et fixe les uretères dans le cul-de-sac formé par le rectum. Les chiennes opérées par ce procédé moururent d'infection péritonéale et de rétention d'urine à la suite du rétrécissement des orifices urétéraux. Mauclaire montra par des expériences cadavériques que, chez l'enfant, on peut faire l'anus artificiel à travers le releveur de l'anus, dans la fosse ischio-rectale. Mais, d'après cet auteur, l'opération serait surtout justifiée dans les cas d'abouchement anormal du rectum.

En 1898, J. Frank (98) fit des implantations expérimentales de l'uretère dans l'intestin et observa toujours de l'infection ascendante, que l'implantation soit uni ou bilatérale.

Kalabiene (86), en 1899, fixa chez quatre chiens les uretères à l'intestin.

Deux animaux moururent de péritonite le 2e et le 3e jour ; un mourut d'hématurie. Le quatrième, opéré le 15 avril 1898, fut tué le 1er mai. L'animal semblait bien portant ; un seul uretère avait été implanté. L'examen microscopique du rein montra une hypertrophie du tissu conjonctif entre les canaux de la zone corticale, une dégénérescence granuleuse de l'épithélium. Il y avait des amas albumineux dans les canaux et les glomérules. Ces derniers étaient entourés d'une zone conjonctive atteignant par places 3 millimètres d'épaisseur. L'uretère était perméable, l'épithélium rectal était intact.

Entre temps, quelques observations furent relatées : celles de Tuffier, en 1896, de Peters, en 1898, de Krause, en 1899, de Michaux et de Guinard, en 1900.

Nous donnerons un résumé de ces observations.

Observation IV. — Bardenheuer (23), 1887.

H... Extirpation de toute la vessie. Implantation des uretères dans le rectum. Le malade meurt d'hydronéphrose et d'urémie.

Observation V. — Kuster (24), 1891.

H..., 53 ans. Cancer de la prostate avec végétations papillaires dans la vessie. Extirpation totale de la vessie et de la prostate. Suture au rectum des uretères sectionnés obliquement. Les sutures faites au catgut lâchent ; il se fait un écoulement d'urine par la plaie. Mort au 5e jour, de pneumonie lobulaire. Il y a des lésions non douteuses d'infection rénale ascendante.

Observation VI. — Chaput (40), 1892.

F.., 29 ans. Fistule de l'uretère consécutive à l'hystérectomie vaginale, 13 septembre 1892. Implantation de l'uretère gauche dans le côlon descendant à l'aide de deux plans de suture. Guérison. 3 à 4 selles liquides par jour.

Un an après : urines vésicales : 1250 cc. par jour ; urines du rectum : 270 cc. en 3 selles. L'urine vésicale contient par litre 24 grammes d'urée ; l'urine rectale 4 gr. 5 seulement. Aucune tuméfaction du rein gauche. 6 ans 1/2 après l'opération, la malade est mariée, elle est surveillante à Bicêtre et sa santé est toujours excellente. Elle a 2 à 3 selles liquides par jour.

OBSERVATION VII. — CHAPUT (25 et 40), 1892.

F., 45 ans. Tuberculose vésicale datant de 3 mois; rein droit tuméfié. Douleurs persistantes malgré la taille hypogastrique..

25 novembre 1892. Implantation de l'uretère gauche dans l'S iliaque. Résection d'une partie de la vessie. 7 à 8 selles liquides par 24 heures.

3 mois après, abouchement de l'uretère droit dans le cæcum. Ablation de toute la vessie. Anurie et coma. Mort le 1er mars 1893. Pas d'autopsie.

OBSERVATION VII. — TUFFIER (70), 1896.

H., 40 ans. Tumeur de la vessie.

20 octobre 1896. Extirpation de la vessie; les uretères fixés sur des sondes sont introduits dans des orifices faits à la paroi latérale du rectum, et simplement attirés dans le rectum, sans sutures. Au début, écoulement de l'urine par le rectum. Le 26 octobre, de l'urine et des matières fécales passent par la plaie hypogastrique. Il reste une fistule; l'union des uretères au rectum a échoué. Le malade peut vaquer à ses occupations. Il meurt le 14 mai 1897; on n'a pas de détails sur les derniers temps de sa vie.

OBSERVATION IX. — SCHNITZLER (78).

Implantation de l'uretère dans le côlon ascendant pour fistule de l'uretère droit consécutive à une opération vaginale. Guérison.

OBSERVATION X. — SCHNITZLER (78).

Fistule vésico-vaginale cancéreuse; l'uretère droit est implanté dans le côlon ascendant, le gauche dans le côlon descendant; mort en quelques jours.

Autopsie. Pyélite gauche ancienne, qui a été aggravée par l'opération.

OBSERVATION XI. — PETERS GEORGE (90), 1898.

H..., 4 ans 1/2. Exstrophie vésicale avec procidence du rectum. Opéré depuis 2 ans de sa procidence. — Implantation des 2 uretères dans le rectum. Guérison. Les urines sont retenues 2 à 3 heures le jour, 4 à 5 heures la nuit.

OBSERVATION XII. — KRAUSE (91), 1899.

H..., 17 ans. Tumeur vésicale comprimant l'uretère gauche.

Juillet 1899. Extirpation totale de la vessie, fixation des 2 uretères à l'S iliaque. Guérison rapide. Le malade, opéré depuis 3 mois 1/2, a augmenté de 10 livres. L'urine était retenue au début pendant 2 heures à peine; actuellement les mictions rectales sont espacées toutes les 5 à 6 heures.

OBSERVATION XIII. — MICHAUX (99), 1900.

F., 32 ans. Section de l'uretère droit au cours de l'ablation de kystes végétants des ovaires. On fixe l'uretère dans la paroi antérieure du cæcum. Suites bonnes.

25 juillet 1900. La malade va très bien ; on ne sent pas le rein droit à la palpation, mais il n'est pas certain que l'uretère ne soit oblitéré, car on n'observe plus de selles liquides.

OBSERVATION XIV. — GUINARD (105), 1900.

F., 35 ans, albuminurique, 26 septembre 1900. Section de l'uretère gauche au cours de l'ablation d'un fibrome utérin accompagné de tumeur végétante de l'ovaire droit et de kyste de l'ovaire gauche. — Rein gauche normal, rein droit petit; son uretère est dilaté.

Implantation de l'uretère dans l'S iliaque, 8 à 10 selles par jour au début. Un mois après, légers accidents d'urémie.

22 mai 1901. La malade a pris de l'embonpoint, n'est nullement incommodée et n'a plus présenté aucun accident.

Pour résumer, il faut bien admettre que les résultats des recherches expérimentales des différents auteurs ne sont guère favorables à la méthode. Ils peuvent se réduire à ceci :

Les sutures de l'anastomose tiennent ou ne tiennent pas. Si elles ne tiennent pas, l'urine et les matières fécales passent dans le péritoine ou à travers la plaie opératoire : l'animal meurt donc de péritonite ou porte une fistule urinaire ou stercorale. Si les sutures tiennent, l'animal peut survivre longtemps, surtout si l'implantation n'a été faite que d'un seul côté. En tous cas, le dilemme suivant semble s'imposer : si l'uretère reste perméable, le rein s'infecte, et l'on constate chez le chien mort, ou tué suffisamment tard après l'opération, de la pyélonéphrite. Si l'uretère s'est rétréci et obstrué, il se produit de l'hydronéphrose, mortelle si elle est bilatérale ou si l'infection s'y ajoute. On ne constate d'intégrité de l'appareil urinaire que si l'animal est tué dans un délai assez court après l'implantation.

Les résultats de la méthode appliquée à l'homme ne sont guère plus favorables. Chez le malade de Kuster, les sutures lâchent et l'on constate déjà de l'infection rénale ascendante quand le malade meurt au 5e jour. Pareillement, dans le cas de Tuffier, où le malade a survécu 7 mois, l'uretère ne s'est pas greffé au rectum.

Bardenheuer perd son malade d'hydronéphrose et d'urémie ; une des malades de Chaput meurt d'anurie à la suite de l'abouchement du second uretère.

Donc, les 9 cas d'implantation donnent 4 insuccès dont 3 décès imputables à l'opération; on manque de renseignements éloignés sur le cas de Peters. Les malades de Krause, de Michaux, de Guinard se portent encore bien 3 mois 1/2 et 8 mois après l'opération ; encore faut-il noter que dans le cas de Michaux, il est douteux que l'uretère implanté soit resté perméable (En effet, les selles d'abord liquides sont devenues définitivement moulées). Dans le cas de Guinard, il s'agit aussi d'une implantation unilatérale, et la malade de Chaput qui est morte à la suite de la seconde opération, avait supporté pendant 3 mois l'implantation d'un seul uretère.

Dans l'implantation unilatérale, en effet, le rein dont l'uretère est intact supplée à l'autre et le résultat peut sembler bon. La malade guérie de Chaput en est un exemple ; nous voyons dans ce cas, que le rein dont l'uretère est fixé à l'intestin secrète peu d'urine et surtout d'urée (4 gr. 25 par litre, tandis que le rein intact en fournit 24 gr.). Et l'on ne peut s'empêcher de rapprocher ce cas de celui de MM. Carlier et Davrinche et de conclure que quoique le malade reste en vie, ses reins portent de graves altérations anatomiques.

L'implantation bilatérale est donc un procédé dangereux et l'implantation unilatérale ne peut être acceptée qu'à cette condition, que le rein du côté opposé soit normal, car il ne faut se faire aucune illusion sur le sort ultérieur du rein dont l'uretère débouche dans l'intestin (1).

III. — Implantation avec formation d'un orifice analogue à l'embouchure du rectum dans la vessie.

L'insuccès habituel de la simple suture de l'uretère à l'intestin, la connaissance du rôle de défense important que joue la disposition anatomique de l'abouchement vésical de l'uretère amenèrent les chirurgiens à compliquer les procédés, en cherchant à reproduire le trajet oblique de l'uretère dans la paroi vésicale, et à former une sorte de valvule, qui obturerait l'orifice urétéro-intestinal sous l'action de la pression intra-rectale. Nous allons passer en revue les diverses tentatives dues à Vignoni, Krynski, Fowler, Duval et Tesson.

I. *Procédé de Vignoni* (52), 1895. — Les uretères sont implantés dans une fente en forme de V faite au rectum ; en rabattant le lambeau

(1) Il faut ajouter aux cas cités plus haut celui d'Alexandroff (94), où une guérison opératoire fut obtenue après l'implantation bilatérale des uretères ; les mictions avaient lieu 9 fois par jour. Nous n'avons pas d'autres renseignements sur ce cas. Il en est de même pour les experiences de Peterson (101), dont nous n'avons pu nous procurer le détail.

en V sur l'uretère suturé à la muqueuse, on obtient un trajet oblique dans la paroi intestinale. Sur 7 animaux opérés par cette méthode, un seul vécut pendant 2 mois.

II. *Procédé de Krynski* (55), 1896. — Ce procédé consiste à tailler un lambeau triangulaire musculo-séreux ; le lambeau adhère à l'intestin par le côté le plus long du triangle et ce côté dirigé selon l'axe de l'intestin mesure 2 cent. 1/2 à 3 cent. Le plus petit côté représenté par l'incision transversale à l'axe, est long d'un cent. L'uretère sectionné obliquement est fixé muqueuse à muqueuse au niveau de l'angle inférieur du champ opératoire, puis recouvert par le lambeau musculo-séreux ; quelques points de suture fixent l'uretère sur son trajet le long de la paroi intestinale. Ce procédé ne fut employé que dans des expériences sur les animaux; Krynski n'en donne pas le détail, mais dit qu'il n'observa pas d'infection des reins.

III. *Procédé de Fowler* (74), 1898. — Fowler fait une incision longitudinale séro-musculaire ; en écartant les lèvres de cette incision, il met à nu la couche muqueuse et découpe sur celle-ci un lambeau triangulaire à base supérieure adhérente. Ce lambeau est replié sur lui-même de façon à constituer une sorte de clapet recouvert sur ses deux faces par de la muqueuse. L'uretère sectionné en bec de flûte est fixé à la base de cette valvule. Les couches musculo-séreuses sont ensuite suturées de manière à recouvrir l'uretère sur une longueur de 3 cent. On reproduit ainsi le trajet oblique intrapariétal et la valvule orificielle.

IV. *Procédé de Duval et Tesson* (97), 1899. — Ces auteurs découpent un lambeau séro-musculaire en fer à cheval ; un lambeau semblable, taillé dans la muqueuse et replié sur lui-même, forme une valvule. Les uretères coupés en bec de flûte sont fixés au bord inférieur du lambeau. Le volet séro-musculaire est rabattu et suturé au-dessus d'eux.

Sur 3 animaux, l'un mourut dans les 20 heures.

Une chienne de 33 kilog., opérée le 28 juin 1899, guérie rapidement, n'ayant que 2 ou 3 mictions rectales par jour, commença à maigrir en janvier 1900 et mourut d'urémie le 30 janvier. A l'autopsie, valvule atrophiée ; uretères perméables, légèrement dilatés ; grosses lésions de pyélonéphrite suppurée avec distension.

Une chienne de 42 kilog., opérée le 9 juillet 1899, mourut le 5 septembre. A l'autopsie, perméabilité suffisante des uretères (Ils admettent une sonde n° 8) ; valvule atrophiée ; pyélonéphrite bilatérale sans distension.

Ces procédés d'imitation de l'abouchement vésical de l'uretère ont été appliqués deux fois chez l'homme, par Fowler et Albarran.

OBSERVATION XV. — FOWLER (74), 1896.

Fowler a opéré par son procédé un petit garçon de 6 ans. Il ne donne pas de détails sur le malade, mais signale que 14 mois après, l'enfant vit sans traces d'infection et que le rectum garde les urines pendant 6 heures.

OBSERVATION XVI. — ALBARRAN, 1899 [Thèse de Soneira (92)].

F.., 19 ans. Incontinence d'urine depuis 8 ans.

3 tentatives infructueuses d'autoplastie de l'urètre.

29 octobre 1898. Cystostomie pour drainer l'urine et faire un nouvel essai d'autoplastie. La cavité vésicale n'a que les dimensions d'une petite noix ; on la referme.

12 mars 1899. Laparotomie; l'uretère droit, sclérosé et oblitéré, est sectionné entre deux ligatures. Rein gauche très volumineux et de consistance normale. L'uretère gauche, régulièrement dilaté, est fixé dans le côlon présacré. Incision séro-musculaire par le procédé de Krynski, formation d'une valvule muqueuse par le procédé de Fowler; section oblique de l'uretère. Le péritoine est rabattu par dessus l'uretère suturé.

Le 1er jour, 500 gr. d'urines hématiques, puis 800 à 1500 gr. Incontinence pendant les deux premiers jours.

14 mars. Miction toutes les heures; 15 mars, toutes les 2 heures.

17 mars. Phlébite du membre inférieur gauche ; urines purulentes, diarrhée. 21 mars. Douleurs lombaires gauches, aggravation de l'état. 6 avril. Anurie et phénomènes d'urémie. 9 avril. 150 gr. d'urine. 12 avril. Mort dans le collapsus.

Autopsie. — Pas de péritonite. Tuberculose massive du rein droit. Rein gauche très gros, supplée depuis longtemps le rein droit. Néphrite suppurée, abcès miliaires sous-corticaux, pyélite à foyers multiples avec calculs secondaires, urétérite aiguë avec ulcération de la muqueuse. Phlébite des veines iliaques englobées dans un foyer inflammatoire près de l'anastomose.

L'abouchement fonctionne bien, la valvule oblitère également bien l'orifice. La vessie très petite porte des cicatrices, reliquats probablement d'une tuberculose guérie.

Les expériences de Krynski ont donné de meilleurs résultats que celles de Vignoni et de Duval et Tesson. Krynski n'en donne pas le détail; mais peut-être a-t-il sacrifié trop tôt ses animaux.

Fowler a obtenu un succès chez l'homme, mais confirmé après 14 mois seulement. La malade d'Albarran est morte au bout d'un mois. Certes il faut tenir compte de l'état antérieur de son appareil urinaire;

le rein droit était depuis longtemps hors d'usage. Remarquons cependant que le rein gauche dont l'uretère fut implanté, avait été trouvé de consistance normale lors de l'opération. A l'autopsie, il porte de grosses lésions; l'uretère est enflammé et ulcéré, l'emplacement de l'anastomose est le siège d'un foyer inflammatoire qui a déterminé une phlébite des veines du membre inférieur. L'opération n'a donc fait qu'aggraver l'état de la malade.

IV. — Implantation de l'uretère au moyen de boutons anastomotiques.

Les bons résultats qu'ont donnés en chirurgie intestinale les boutons anastomotiques, au point de vue de la rapidité de l'opération et de la solidité de la fixation, ont amené Boari à construire un bouton pour l'uretère. Cet auteur espère en plus, par ce moyen, éviter le rétrécissement de la cicatrice.

I. — *Bouton de Boari* (53). — Cet appareil fixe l'uretère au rectum par compression. Il consiste en un tube portant une plaque bombée à chacune de ses extrémités ; une des plaques est fixe ; l'autre, mobile, est tenue écartée de la plaque fixe par un ressort.

Les deux plaques étant amenées en contact, une petite tige qui traverse le tube les y maintient. On circonscrit par une suture en bourse le point de la paroi intestinale où l'on va faire l'implantation ; on incise l'intestin en cet endroit ; l'uretère a été lié sur l'extrémité légèrement renflée du tube. La partie qui porte les plaques est introduite dans l'intestin et l'on serre au-dessus les fils de la suture en bourse. Si l'on enlève alors la tige, la plaque mobile poussée par le ressort vient presser l'intestin au contact de l'uretère. Dans ses expériences sur le cadavre, Boari s'est assuré, en remplissant d'eau l'intestin, que la suture est parfaitement étanche. Du reste, on peut toujours faire des sutures de renfort. Boari a fait à l'aide de son bouton 6 implantations (3 bilatérales, 3 unilatérales) urétéro-intestinales, sur des chiens ; ses résultats furent excellents (47).

Cet auteur a proposé de créer une sorte de réservoir urinaire en abouchant les uretères dans la dernière portion de l'iléon, à 10 centimètres du cæcum. L'iléon sectionné ensuite en amont de l'anastomose urétérale est implanté dans le côlon descendant. Mais la valvule de Bauhin n'empêche guère le reflux des matières fécales et par conséquent la possibilité de l'infection ascendante des reins ; de plus, ce procédé augmente notablement la durée et la gravité de l'implantation urétérale.

Le bouton de Boari permet encore d'anastomoser l'uretère avec son orifice vésical ; il suffit de fixer sur le tube une collerette de muqueuse découpée autour de celui-ci ; avec un bouton plus grand on

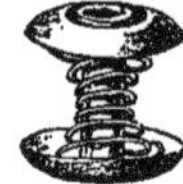

Fig. 2. — Bouton de Boari ouvert.

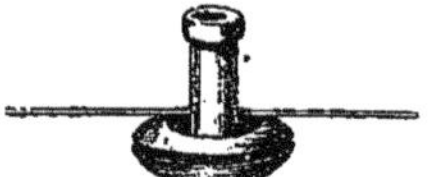

Fig. 3. — Bouton de Boari fermé.

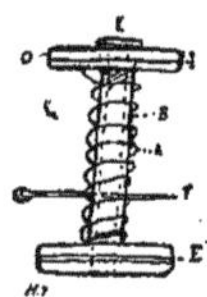

Fig. 4. — Schéma du bouton ouvert et armé. Constitution de ce bouton. — *Légende* : A, tige centrale ; B, ressort ; E, D, extrémités élargies ; F, stylet, K, trou central.

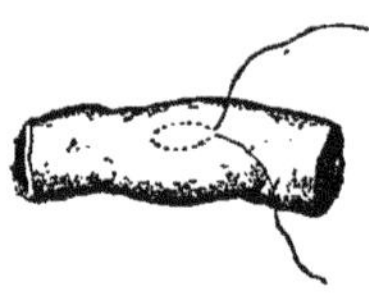

Fig. 5. — Placement du fil sur l'intestin.

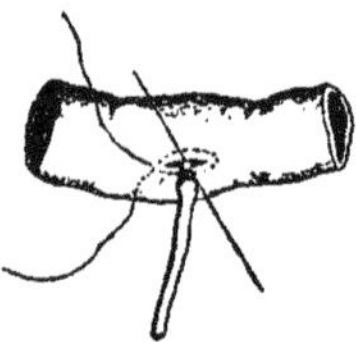

Fig. 6. — L'intestin est incisé ; le bouton est en place, fixé à l'uretère ; il ne reste qu'à serrer le fil.

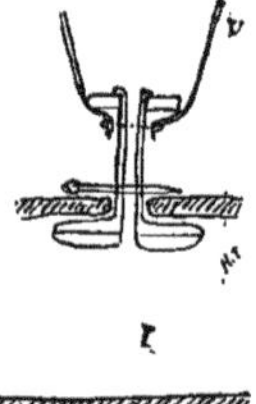

Fig. 7. — Bouton de Boari en place. Greffe non terminée encore. Schéma d'une coupe verticale. — *Légende* : I, intestin ; U, uretère.

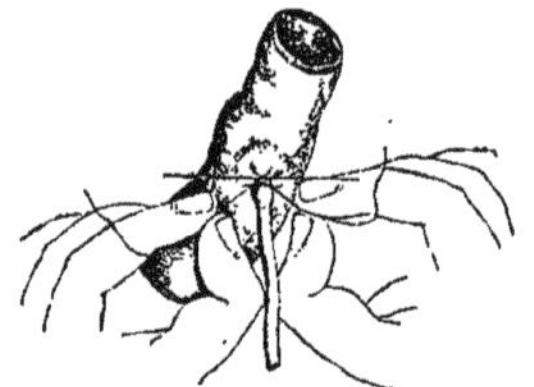

Fig. 8. — Le bouton est en place et l'intestin fermé. On serre le fil qui doit obturer définitivement l'intestin.

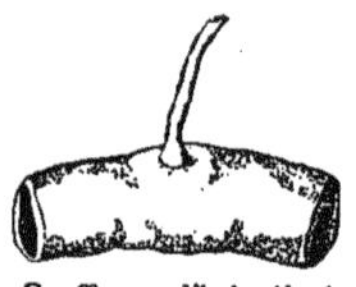

Fig. 9. — Greffe sur l'intestin terminée.

peut même fixer sur le tube le trigone et les deux uretères. Enfin, il existe un bouton permettant d'anastomoser latéralement l'uretère.

Le bouton de Boari a été employé avec succès, chez l'homme surtout, par les chirurgiens italiens. On en trouvera le détail dans le livre de Boari sur la chirurgie de l'uretère (Rome, 1900).

OBSERVATION XVII. — BOARI (47), 1895.

F..., 24 ans. Large fistule vésico-vaginale, destruction de l'urètre. 20 juin 1895. Greffe de l'uretère gauche dans le côlon descendant. Les mictions rectales ont lieu toutes les 3 ou 4 heures; l'urine est parfois retenue 7 à 8 heures.

La malade refuse une nouvelle opération pour l'implantation de l'uretère droit. Elle vit encore 4 ans après l'opération.

OBSERVATION XVIII. — CASATI (47), 1895.

F..., Tuberculose avancée de la vessie.

17 juin 1895. Greffe de l'uretère droit dans le côlon descendant. Expulsion du bouton le 12e jour. Le mois suivant, 3 à 4 selles liquides par jour.

Mort de bronchopneumonie le 35e jour.

A *l'autopsie*, tuberculose généralisée aux poumons et au péritoine. Les reins sont atteints de pyélonéphrite, aussi bien du côté non opéré que de l'autre.

Il faut noter ici que dans les cas de Casati et de Boari, la première émission d'urine fut peu abondante (25 à 30 cc.) et n'eut lieu que 15 et 24 heures après l'opération; aussi Boari recommande-t-il pour éviter des accidents d'urémie, de n'opérer qu'un seul uretère à la fois.

OBSERVATION XIX. — GIORDANO (47), 1895.

F..., 60 ans. 28 octobre 1895. Cancer de la vessie. Néphrolithotomie lombaire gauche, symphyséotomie, ligature des iliaques, extirpation de la vessie, hystérectomie abdominale, urétéro-entérostomie dans l'S iliaque rendue extrapéritonéale; le tout en une seule séance.

Mort le lendemain. Il y avait aussi pyélonéphrite calculeuse du rein droit.

OBSERVATION XX.— TURETTA (81), 1897.

H..., 33 ans, cancer de la vessie.

1er mars 1897. Ablation totale de la vessie et implantation des deux uretères dans le rectum.

Mort le 16e jour. Néphrite suppurée à droite, moins marquée à gauche. Bassinets et calices dilatés et enflammés.

OBSERVATION XXI. — GIORDANO (95), 1897.

F..., 50 ans. Sarcome de la vessie propagé à l'utérus.

15 mai 1897. Ablation totale de la vessie et de l'utérus. Implantation des uretères dans l'S iliaque. Mort le 12e jour. Pas de péritonite; pas de lésions récentes du rein gauche. Rein droit volumineux, porteur de foyers hémorrhagiques et purulents; le bouton, non détaché, est obstrué en partie par des sels calcaires.

OBSERVATION XXII. — ROUX (95).

F., 60 à 70 ans. Incontinence d'urine et perforation de la vessie. Implantation de l'uretère droit dans l'appendice cæcal. L'abouchement tient ; mais il se produit une gangrène de la muqueuse, du côlon et du cæcum, puis une gangrène de toute la paroi cæcale. Mort.

OBSERVATION XXIII. — ROUX (95), 1898.

Femme jeune. Fistule urétérale consécutive à une section de l'uretère gauche au cours de l'ablation d'un kyste du ligament large. Implantation de l'uretère dans l'S iliaque. 3 semaines après, la malade se lève et va bien.

OBSERVATION XXIV. — ROUX (95).

Enfant de 2 ans ; exstrophie de la vessie. Implantation des deux uretères dans le rectum. Guérison.

OBSERVATION XXV. — GIORDANO (95), 1898.

F., 34 ans. Cancer de l'utérus ayant envahi la vessie.

Extirpation de l'utérus et d'une partie de la vessie.

Implantation des deux uretères dans la vessie. Mort le 13e jour. L'angle inférieur de l'incision rectale s'est sphacélé ; il y a une fistule urinaire et fécale. Cellulite pelvienne ; pyélite bilatérale.

OBSERVATION XXVI. — SCHEDE (95).

H., 55 ans. Extirpation de toute la vessie pour cancer.

Implantation rectale des deux uretères.

Mort de shock le 3e jour.

OBSERVATION XXVII. — CAVAZZANI (71), 1898.

Cancer de l'utérus ayant envahi un uretère.

10 janv. 1898. Extirpation de l'utérus. Implantation unilatérale de l'uretère dans le rectum.

Guérison constatée le 2 avril 1898.

II. *Bouton de Chalot* (54), 1896. — Chalot proposa, pour permettre l'ablation complète des cancers utérins diffusés dans les organes environnants, de faire systématiquement la ligature des artères iliaques internes et la transplantation des uretères. Il avait déjà utilisé ce procédé en 1892, en fixant les uretères à la peau de la région lombaire. Il fit dans un cas l'implantation dans l'intestin à l'aide d'un nouveau bouton anastomotique ; celui-ci est composé d'un tube en cuivre nickelé, effilé en cône à chaque bout, long de 3 cent. 1/2, large de 3 mm 1/2 à 5 mm., et présentant une rainure circulaire à 2 cent. d'une extrémité. Il en existe de 3 calibres.

L'uretère est emboité sur le bout le plus court jusque la rainure ; une ligature de soie fine le fixe sur celle-ci. Le bout du tube est introduit dans l'organe où l'on veut faire l'implantation ; on peut y attacher un fil qui sert à fixer une sonde qui amène l'urine directement au dehors. Ce fil peut encore servir à retirer le tube quand il ne tombe pas spontanément ; on évite ainsi l'obstruction de l'uretère par suite de l'incrustation calcaire.

Observation XXVIII. — Chalot (54), 1898.

F..., 45 ans. Cancer utérin envahissant les deux paramètres.

22 juillet 1898. Laparotomie. Fixation des uretères au rectum ; ligature des deux artères iliaques internes. Hystérectomie abdominale totale.

Suites bonnes ; le drain rectal est enlevé le 8me jour.

13 août. L'opérée se lève, mais les selles liquides sont fréquentes, 3 à 4 par heure.

Un an après l'opération, la malade vit encore.

Observation XXIX. — Estienny (66).

F.... Cancer utérin étendu. Ligature des hypogastriques, implantation rectale des 2 uretères. Hystérectomie.

Mort le 4e jour de septicémie ; gangrène au niveau de l'implantation de l'uretère droit.

Observation XXX. — Chalot (66).

Hystérectomie abdominale pour cancer de l'utérus.

Implantation rectale de l'uretère droit.

Mort de péritonite ; l'anastomose rectale tient bien.

III. Nous mentionnerons pour être complet, que Chiaventone (96) a construit un nouveau bouton anastomotique pour la greffe de l'uretère ; il n'a jusqu'ici été employé que pour l'implantation dans la vessie, mais il pourrait être utilisé pour fixer l'uretère à l'intestin.

* * *

En résumé, au point de vue expérimental, les résultats ont été bons ; peut-être Boari a-t-il tué ses chiens un peu tôt (32 jours à 5 mois). En tous cas, en ce qui concerne la solidité de la fixation, les résultats sont excellents.

Sur 14 malades opérés avec les boutons, on compte 5 guérisons dont 3 cas d'implantation unilatérale, et 2 d'implantation bilatérale.

Les 9 morts ne sont pas imputables toutes au procédé : la malade de Casati est morte au 35e jour d'une pyélonéphrite ancienne ; les opérées de Schede et de Giordano sont mortes de shock rapide. Dans 3 cas, l'intestin s'est sphacélé soit au niveau de l'abouchement d'un uretère, soit sur une très grande étendue (cas de Roux). Les malades de Turetta et de Giordano sont morts au 16e et au 12e jour avec des lésions rénales peut-être imputables à l'opération.

Il ressort donc des faits cliniques et expérimentaux que l'emploi des boutons donne des résultats plus favorables que les autres procédés et mérite d'être gardé pour l'implantation de l'uretère sectionné accidentellement ou de propos délibéré au cours d'opérations chirurgicales. Mais, en ce qui concerne la greffe de l'uretère entouré de tissu vésical, il est discutable que le bouton soit d'une application plus facile et plus sûre que les sutures.

V. — Etablissement d'une fistule vésico-rectale ou d'une fistule vésico-vagino-rectale, avec fermeture secondaire du vagin.

Lloyd (2) et plus tard Holmes (5) avaient essayé d'obtenir une fistulisation vésico-rectale à l'aide d'une pince agissant par mortification à la façon de l'entérotome de Dupuytren, pince dont l'une des branches était introduite dans le rectum, l'autre appliquée sur la vessie entre les deux uretères. Rose (17) employa la dérivation de la vessie au rectum à travers le vagin par fistule vésico-vagino-rectale et colpocléisis. Semblable opération fut faite par Cazin (9), Antal (8), Schroeder (12), Dittel (10), Kaltenbach (13), Fritsch (18) et Lebedeff (22). Dans plusieurs cas, l'opération ne réussit que partiellement, en ce sens que l'on n'obtint pas une fermeture complète du vagin. Plus récemment, Küster (24) a employé ce procédé dans un cas de cancer du clitoris envahissant l'urètre et le sphincter de la vessie ; la malade vivait encore au bout de deux ans.

Tuffier (30) employa une nouvelle méthode qui consiste, dans le cas d'exstrophie vésicale chez l'homme, à suturer l'une à l'autre deux incisions, vésicale et rectale. Les bords de la vessie sont ensuite avivés et suturés pour fermer la cavité vésicale. Sauf la persistance d'une petite fistule, l'opération de Tuffier réussit. Le même auteur fit à des chiens l'abouchement au rectum de la portion inter-urétérale de la vessie, avec ligature du col de celle-ci. Tuffier (29) conserva ses chiens en vie, mais le sphincter anal ne gardait pas longtemps l'urine.

Resegotti (50), en 1895, eut un cas malheureux. Chez une fillette atteinte d'exstrophie vésicale, il fit une fistule vésico-vagino-rectale avec fermeture du vagin et de la vessie. Le rectum conservait l'urine pendant 3 heures. Mais à la suite d'une entérite, il se développa une double pyonéphrose qui amena rapidement la mort. Lipinski (67) fit la même opération à deux femmes de 28 et de 31 ans, qui avaient des fistules vésico-vagino-rectales à la suite d'accouchements laborieux. Les résultats opératoires furent bons, mais nous n'avons pas de renseignements ultérieurs.

Nous ne pouvons passer en revue ici toutes les observations de fistules vésico-intestinales ; en tous cas, nous l'avons dit au début, leur pronostic est grave; il ne faut donc pas se croire autorisé à créer de parti pris de pareilles communications.

Certes, Guyon a montré que l'infection est lente parce que la vessie sert de relai, et qu'elle peut être entravée par un traitement convenable appliqué à la vessie. De même Chavannaz (63) déclare, d'après 95 cas de fistules vésico-intestinales, que les cas d'infection des reins sont loin d'être aussi fréquents qu'on pourrait le croire *a priori*. Mais cependant cette infection peut se produire ; nous trouvons dans le travail de Pascal (100) que sur 100 cas de fistules vésico-intestinales avec autopsie, il est fait 25 fois mention de l'état des reins ; 7 fois les reins et les uretères étaient sains ; 18 fois il existait des lésions ascendantes. Le cas de Resegotti, cité plus haut, est une preuve de plus de la possibilité de la propagation aux reins d'une infection de l'intestin.

Récemment encore, Jacob Frank (de Chicago) (98) a repris l'étude de cette question. Il a fait à une quinzaine de chiens l'anastomose vésico-rectale à l'aide d'un accoupleur en os décalcifié.

Voici les résultats de ces 15 expériences :

I. Mort le 4e jour. Congestion des reins et de leurs capsules.

II. Mort le 2e jour. Péritonite généralisée, congestion des reins.

III. Tué 7 mois après l'opération, au moment où il agonisait. Reins d'aspect normal; au microscope, néphrite interstitielle et dégénérescence graisseuse.

IV. Tué le 15e jour. Aucune lésion microscopique des reins.

V. VI. Tués le 2e jour pour essayer l'étanchéité des sutures par injection de liquide dans la vessie.

VII. Mort le 4e jour. Reins et foie congestionnés.

VIII. Mort le 3e jour. Epanchement hémorragique dans le péritoine; organes normaux.

IX. Mort le 18e jour. Foyer d'infiltration cellulaire dans le rein droit. Frank croit qu'il s'agit d'une affection hématogène plutôt que d'une infection ascendante (?).

X. Mort le 2e jour. Péritonite généralisée. Reins et uretères normaux.

XI. Tué le 6e jour. Les reins et uretères paraissent normaux; capsules surrénales légèrement congestionnées. Pas d'examen microscopique.

XII. Mort le 2e jour. Pas de péritonite. Inflammation de la vessie, congestion des reins, dilatation des vaisseaux de la capsule.

XIII. Tué le 17e jour en bonne santé; organes d'aspect normal. Cependant les cultures montrent qu'il existe du colibacille et des diplocoques dans les bassinets et les reins. Cette infection est de date récente, car il n'existe pas encore de lésions histologiques.

XIV. Tué le 17e jour. Tous les organes sont normaux à l'examen microscopique. Les cultures faites avec le rein et le contenu du bassinet sont stériles.

XV. Tué le 93e jour. Rein gauche congestionné, uretère gauche dilaté. Le rein gauche est le siège d'une infiltration cellulaire; il contient du colibacille et des staphylocoques. Nombreux bacilles dans les glomérules. On trouve aussi des bacilles dans le rein droit qui paraissait normal.

Nous éliminerons d'abord les expériences V et VI, où les animaux furent tués dès le lendemain; VIII et X, où ils moururent de péritonite dans les trois premiers jours.

Sur les onze chiens qui restent, on note :

4 morts du 2e au 4e jour avec de la congestion des reins. 1 tué le 6e jour a une légère congestion capsulaire. 1 tué le 15e jour n'a pas de lésions. 1 tué le 17e jour présente de l'infection ascendante récente. 1 tué le 17e jour a un foyer d'infiltration dans un rein. 1 tué le 93e jour a les deux reins infectés. 1 tué le 7e mois a des lésions de néphrite interstitielle. Seul, un chien tué le 17e jour a les reins et bassinets normaux et dépourvus de microbes.

Après de pareils résultats expérimentaux, il est permis de s'étonner que Frank trouve que son procédé soit utile dans certains cas, l'exstrophie vésicale entre autres. Nous sommes bien forcé de conclure que la création d'une fistule vésico-rectale ou vésico-vagino-rectale est une opération dangereuse.

VI. — Implantation des uretères avec le tissu vésical qui entoure leur orifice.

Tuffier avait déjà insisté sur l'avantage qu'on peut retirer de la conservation, dans l'implantation des uretères, du sphincter vésico-urétéral, qui défend le rein contre l'infection. Nous avons rapporté les expériences dans lesquelles, en 1892, Morestin (27) employa cette méthode sur deux chiens, qui moururent de péritonite par suite de l'insuffisance des sutures.

Maydl (44) reprit en détail l'étude de ce procédé, qui porte depuis son nom ; il régla les temps de l'opération et en fit l'application chez l'homme pour la cure de l'exstrophie vésicale.

Le manuel opératoire, décrit et appliqué par Maydl, est le suivant. Résection des parois de la vessie en laissant intacte une portion ovale qui entoure les orifices des uretères. Ce lambeau libéré de l'utérus ou des corps caverneux est ensuite fixé dans une incision longitudinale faite au rectum par deux plans de suture : un plan muco-muqueux et un plan musculo-séreux.

Maydl recommande le choix du rectum et de l'S iliaque parce que ces portions de l'intestin sont peu mobiles et facilement accessibles, et parce que les matières fécales y sont solides et les fermentations moindres que dans les autres régions de l'intestin.

Des modifications à ce procédé ont été faites par différents auteurs. Tuffier (77) résèque d'abord la muqueuse vésicale, sauf le trigone, et il dégage les uretères ; par une incision sous-ombilicale qui ne va pas jusqu'à la vessie exstrophiée, on attire l'S iliaque et on le fixe à la plaie. Le trigone disséqué est alors implanté dans la portion d'intestin rendue extrapéritonéale ; l'incision de l'abdomen est poursuivie jusqu'au niveau de l'emplacement de la vessie, et il ne reste plus qu'à fermer la paroi. Gersuny (83) sectionne l'S iliaque entre deux ligatures et ferme l'orifice de section inférieur. Le périnée est incisé, la cloison recto-vaginale dédoublée, et l'on attire à travers la brèche le bout supérieur de l'S iliaque que l'on fixe à la face antérieure du rectum près du sphincter. Le rectum forme un cul-de-sac dans lequel on implante les uretères. Nous rappellerons ici que Boari a construit un bouton permettant de fixer le trigone. Quelques expériences ont été faites sur le procédé de Maydl; celles de Morestin ont déjà été rapportées.

Pisani (58) eut de mauvais résultats opératoires.

Un chien mourut à la 62e heure de collapsus et d'étranglement interne; les uretères n'étaient pas dilatés, les reins étaient normaux, les lambeaux bien réunis; l'autre chien mourut de péritonite à la suite d'ouverture de la plaie opératoire; l'écoulement des urines était bien établi, les uretères n'étaient pas dilatés.

Pressat (77) a essayé sur des chiens un procédé qui est une combinaison de ceux de Maydl et de Krynski. Il consiste en ceci: incision musculo-séreuse en T ou en H, dissection des lambeaux, petite incision muqueuse dans laquelle on insère le lambeau vésical, suture muco-muqueuse. Les lambeaux musculo-séreux de l'intestin sont rabattus au-dessus.

Un chien opéré par ce procédé mourut d'hémorragie au 4e jour; — un autre mourut le 6e jour, de péritonite; l'uretère gauche était étranglé dans la suture, il y avait pyélonéphrite et abcès miliaires du rein gauche; — un troisième chien a survécu, mais la date de l'opération était récente quand Pressat la publia.

Une expérience avec le bouton de Boari pour fixer le trigone donna un succès, mais l'opération était aussi de date récente. Pressat fit encore à un chien l'opération suivante: une anse transformée en cul-de-sac est écrasée avec l'angiotribe; deux cathéters sont placés dans les uretères et le trigone est suturé au niveau du moignon écrasé de l'intestin. La suture achevée, on pousse, en sorte que les sondes perforent la paroi intestinale amincie par l'écrasement. Cette méthode qui a l'avantage d'éviter l'ouverture de l'intestin, a le défaut d'empêcher l'établissement d'une suture muco-muqueuse; et il faut, quand même ouvrir l'intestin en un autre point pour rétablir la continuité du tube digestif.

Yatkoutow (102) fixe à l'intestin l'uretère entouré d'un lambeau vésical; il note sur 10 chiens: 1 chien disparu; 2 morts de péritonite; 3 de lésions rénales, 1 de shock. 3 chiens seulement survivent et se portent bien depuis 7 à 8 mois. Un de ces derniers animaux a été sacrifié et l'on a constaté qu'un des reins était sain, mais que l'autre était atteint de néphrite ascendante.

Avant d'exposer nos recherches expérimentales sur le procédé de Maydl, nous allons donner en résumé les observations où cette opération a été pratiquée chez l'homme.

Observation XXXI. Maydl (44), 1892.

H., 20 ans. Exstrophie vésicale avec épispadias; n'a jamais été opéré.

19 juin 1892. Taille de 2 lambeaux urétéro-vésicaux; implantation dans l'S iliaque. Le 1er jour, un peu de douleurs rénales. Le malade guérit rapidement. Pas de renseignements ultérieurs.

Observation XXXII, Maydl (44), 1893.

F..., 12 ans. Exstrophie vésicale opérée déjà sans succès à l'âge de 3, 4 et 9 ans, ; nouvelle tentative le 2 avril 1892. 17 avril 1893. Implantation rectale des orifices urétéraux. Bientôt, évacuation d'urine toutes les 3 heures seulement, et 4 heures pendant la nuit.

2 juin. 2 mictions rectales, la nuit ; 4, le jour.

14 juin. La malade a dormi toute la nuit sans aller à la selle ; à certains moments, l'urine n'est pas mêlée aux matières fécales. Excellentes nouvelles de la malade en juillet 1894.

Observation XXXIII. Trendelenburg (51), 1894.

F., 22 ans. Tuberculose du rein gauche et de la vessie. Dans une première opération, extirpation de l'urètre et d'une partie de la vessie ; dans une 2e opération, extirpation du rein tuberculeux.

Octobre 1894. 3e opération ; extirpation du reste de la vessie et implantation des uretères dans l'S iliaque par le procédé de Maydl. Au cours de l'opération, on constate l'existence d'une tuberculose péritonéale. Bon résultat fonctionnel ; miction toutes les 2 à 4 heures, mais la malade continue à souffrir de la tuberculose de ses organes.

Observation XXXIV. Bergenhem (46), 1894.

H., 35 ans, Exstrophie vésicale avec adénome à la partie supérieure droite de la vessie. Extirpation de cette tumeur.

Un mois après, fixation des uretères dans le rectum par le procédé de Maydl. Le drain rectal est enlevé le 5e jour.

15 mois après l'opération, le malade va très bien, peut travailler ; les évacuations rectales ont lieu toutes les 5 à 6 heures pendant le jour et 2 fois pendant la nuit.

Observation XXXV. Maydl (57), 1895.

H., 7 ans. Exstrophie vésicale.

2 janvier 1895. Opération. 2 heures après, premier écoulement d'urine par le rectum. T. 35°. Urine jusqu'au soir : 60 cc.

Soif ardente, vertiges, mort à 5 h. du soir.

Autopsie. Rien au péritoine ; bronchopneumonie. Mort probablement due à la narcose prolongée.

OBSERVATION XXXVI. MAYDL (57), 1895.

F., 22 ans. Exstrophie de la vessie avec écartement de la symphyse. 20 janvier 1895. Fixation des lambeaux urétéro-vésicaux dans l'S iliaque. Le drain rectal est enlevé le 28 janvier. Au début, la malade ne peut retenir son urine ; peu à peu elle arrive à la garder 2 et 3 heures. 2 février. Phlébite à la jambe droite qui guérit rapidement. 5 février. La malade retient ses urines 6 h. en moyenne. 12 février. 7 mictions en 24 heures.

Du 18 février au 24 mars, douleurs lombaires, fièvre allant de 38° à 40° 1. L'analyse de l'urine n'indique aucune lésion rénale. La malade sort guérie le 13 avril. Bon état général ; miction rectale toutes les 6 ou 8 heures ; rien du côté des reins.

OBSERVATION XXXVII. MAYDL (57), 1895.

F., 7 ans. Exstrophie vésicale. 23 nov. 1895. Opération. Pendant la première journée, émission de 500 cc. d'urine.

Le 1er décembre, on constate l'existence d'une fistule stercorale qui est complètement guérie le 28 décembre.

3 janvier. 5 mictions dans les 24 heures, mais pendant la nuit, écoulement involontaire de l'urine. La malade a dans la suite 4 à 7 selles par 24 heures, dont 1 ou 2 dans la nuit ; elle est guérie le 23 janvier.

Mai 1896. Malade bien portante. 5 à 6 mictions rectales en 24 heures.

OBSERVATION XXXVIII. KRYNSKI (55), 1895.

H., 23 ans. Opération de Maydl pour exstrophie vésicale. Pendant 18 mois, l'état est bon, l'urine est conservée 3 ou 4 heures ; il y a un peu d'hypersécrétion rénale. Au bout de 15 mois, la continence n'est pas restée aussi bonne qu'au début. Cependant il n'y a pas de symptômes d'infection rénale.

OBSERVATION XXXIX. WÖLFLER (62), 1895.

F., 9 ans. Exstrophie vésicale et prolapsus du rectum.

29 déc. 1895. Opération de Maydl. Un peu de fièvre au début. Drain rectal retiré le 8e jour. Mictions rectales toutes les heures ou toutes les heures et demie.

12 janv. 1896. Evacuations toutes les 3 heures.

Juin 1897. Etat excellent. Le sphincter anal fonctionne bien, l'ampoule rectale est très dilatée. Aucun trouble des reins. Mictions toutes les 4 heures environ.

OBSERVATION XL. RESEGOTTI (60), 1895.

H., 9 ans. Exstrophie vésicale. 12 décembre 1895. Opération de Maydl. Au début, un peu de fièvre et douleurs rénales légères. 3 mois après l'opération, l'urine est évacuée 6 à 8 fois toutes les 24 heures, dont 3 à 4 fois la nuit. Bonne guérison. Cependant le malade a encore eu des accès de fièvre avec douleurs rénales, au début de mars, et du 8 au 10 avril.

OBSERVATION XLI. VON EISELSBERG [publiée par Mathes (68)], 1896.

H., 31 ans. Exstrophie de la vessie. 21 février 1896. Fixation des 2 uretères à l'anse sigmoïde, par le procédé de Maydl. Un peu d'incontinence pendant le premier jour après l'ablation du drain rectal. Guérison. A la fin de juin 1896, ce malade a 2 à 3 mictions par jour ; il n'est pas habituellement dérangé la nuit. 25 octobre. Douleurs rénales passagères à la suite de grandes fatigues. Avril 1897. Ce malade perd parfois ses urines quand il dort profondément. Pas de diarrhée ; chaque jour, une selle moulée ; en autre temps 2 à 3 évacuations d'urine calier. Les reins ne sont pas douloureux à la pression, mais les douleurs spontanées, qui sont survenues à l'occasion de fatigues ou d'examens prolongés du malade, laissent de l'inquiétude pour l'avenir.

OBSERVATION XLII. TROMBETTA (61), 1896.

H., 10 ans. Exstrophie vésicale. 15 juin 1896. Opération de Maydl. Bon résultat. Evacuation de l'urine 2 à 3 fois par jour, 3 à 4 fois la nuit.

OBSERVATION XLIII. VON EISELSBERG (68), 1896.

H., 8 ans. Exstrophie vésicale avec épispadias. 1893. Essai de fermeture par lambeau cutané ; ne réussit qu'imparfaitement. 30 juin 1896. Nouvel essai de fermeture complète de la vessie avec fermeture de l'urètre. Insuccès. 30 juillet 1896. Les uretères sont implantés avec un lambeau vésical dans l'anse sigmoïde. Quelques vomissements au début; une petite quantité d'urine passe par la plaie abdominale. 22 septembre 1896. Cette fistule est presque fermée, l'enfant émet 1500 à 2000 cc. d'urine. Evacuation toutes les 2 heures. 4 octobre 1896, 6 évacuations par jour.

Avril 1897. 5 à 6 évacuations par jour, fournissant 2000 à 2500 cc. d'urine mêlée aux matières. Le malade souille habituellement son lit pendant la nuit.

OBSERVATION XLIV. CRESPI [in Boari (95)], 1896.

H., 2 ans 1/2. Exstrophie vésicale avec épispadias. 8 décembre 1896. Implantation du trigone vésical dans l'S iliaque. Les premiers jours, l'urine s'écoule du rectum toutes les 5 à 10 minutes. Le 22 décembre, le malade sort guéri, il a des mictions rectales toutes les 1 ou 2 heures.

En septembre 1898, l'enfant est en bonne santé, a grandi et émet l'urine volontairement, de jour et de nuit.

Observation XLV. Wölfler, 1897.

F., 8 ans. Exstrophie vésicale.

6 janvier 1897. Opération de Maydl. Un peu de fièvre au début.

En mars : mictions toutes les 2 ou 3 heures ; la nuit, la malade ne se lève qu'une fois ; elle ne souille jamais son lit. (1).

Observation XLVI. Mikulicz [d'après Tietze (69)].

H., 28 ans. Exstrophie vésicale.

Opération de Maydl. Ce malade meurt de pyélonéphrite au bout de 4 mois. La continence avait été défectueuse et le malade devait porter un urinal.

Observation XLVII. Herczel (65), 1897.

H., 5 ans. Exstrophie vésicale.

Fixation des uretères à l'S iliaque par le procédé de Maydl. Suites satisfaisantes pendant les 15 premiers jours. 6 à 7 mictions rectales pendant la nuit ; urine 700 à 800 cc., sanguinolente au début, puis limpide. 16e jour. Inflammation du poumon gauche, puis du droit ; la quantité d'urine augmente ; sa densité tombe à 1.002 ; l'urine contient du pus, de l'albumine et de l'épithélium.

L'état s'améliore, et 6 mois après l'opération, l'opéré se sent très bien ; la polyurie persiste; 1750 à 3100 cc. en 24 heures ; ni albumine, ni pus. 2 ans après (85), l'enfant se porte bien ; mictions toutes les 6 ou 7 heures ; mais parfois miction involontaire la nuit. Pas d'albumine; polyurie : 1800 cc. d'urine.

Observation XLVIII. Ewald (64), 1897.

H., 5 ans. Opération de Maydl. Guérison. Le malade peut conserver son urine pendant 6 à 8 heures. Octobre 1898. Ewald (72) dit que son malade se porte toujours bien ; le sphincter anal suffit à retenir l'urine et l'enfant peut dormir pendant 10 heures sans être dérangé, bien que pendant le jour, l'urine soit évacuée toutes les 2 heures.

Observation XLIX. Tuffier [in thèse de Pressat (77)], 1898.

H., 15 ans. Exstrophie vésicale traitée deux fois sans succès par la méthode autoplastique. 13 janvier 1898. Opération par le procédé de Tuffier décrit plus haut. — Drainage rectal ; urine des 24 heures : 500 gr. ; le lendemain, 1000 gr. La sonde rectale étant douloureuse, est enlevée le 15 au soir. Selle le 16 janvier.

Suites pénibles au début. Le 21, on constate une petite fistule urostercorale au niveau de la plaie ; cette fistule se ferme spontanément.

6 mois après : 5 à 6 selles en 24 h. ; peu de douleurs ; les reins paraissent normaux. Etat général excellent.

(1) Mazel (87) a rapporté, en 1899, 2 cas d'abouchement des uretères dans l'S iliaque, opérés par Wölfler ; il y est dit qu'une des deux malades mourut de pyélite au bout de 15 mois. Nous n'avons pu nous procurer ce travail, et ne savons s'il s'agit d'un des deux cas que nous venons de rapporter.

OBSERVATION L. BUCCHERI [in Boari (95)], 1898.

H. 12 ans. Exstrophie vésicale. 13 mars 1898. Opération de Maydl. 14 mars. 700 gr. d'urine. 15 mars, 1200 gr.

Mort le 17 mars ; l'implantation de l'uretère gauche n'a pas tenu. Mort par résorption d'urine et de matières fécales par le péritoine.

OBSERVATION LI. BOARI (95), 1898.

H., 19 mois. Exstrophie vésicale. Août 1898. Implantation du trigone dans l'S iliaque.

Hémorrhagie en nappe assez abondante au cours de l'opération. Urine de la journée, 400 gr. Le jour suivant, l'enfant se débat ; nouvelle hémorrhagie au niveau de la plaie. L'enfant meurt le soir d'anémie aiguë.

OBSERVATION LII. POZZA (76), 1898.

H., 10 ans. Exstrophie vésicale et hypospadias. Taille de lambeaux carrés autour des orifices urétéraux ; on suture ces lambeaux au rectum. Il se forme une petite fistule hypogastrique qui se ferme spontanément. Guérison constatée 12 mois après l'opération. Pas de symptômes de néphrite. Mais le sphincter anal est incontinent pendant la nuit et l'S iliaque est très enflammé ; il y a des évacuations de membranes et de muqueuse nécrosée.

OBSERVATION LIII. CAPPELLO [in Boari] (95), 1898.

H., 20 ans. Exstrophie vésicale avec épispadias.

Les deux uretères sont implantés séparément dans le rectum suivant le procédé de Pozza. Il se forme au début une petite fistule au niveau de la suture de l'uretère gauche ; cette fistule se ferme spontanément. Le rectum retient l'urine 2 heures pendant le jour, et plus longtemps la nuit.

OBSERVATION LIV. EWALD (72), 1898.

Enfant de 3 ans. Exstrophie vésicale.

Opération de Maydl en été 1898, avec bon résultat.

OBSERVATION LV. GERSUNY. Publiée par FOGES (83), 1898.

F., 44 ans. Exstrophie vésicale ; absence d'ombilic ; pubis écartés de 8 cm. Opération par le procédé de Gersuny décrit plus haut. La malade, qui avait de la pyélonéphrite déjà avant l'opération, meurt.

OBSERVATION LVI. FRANK (75), 1898.

H., 16 ans. Exstrophie avec épispadias.

28 juin 1898. Opération de Maydl. Implantation dans l'S iliaque ; guérison. 20 jours après, le malade garde son urine 1 h. à 1 h. 1/4 ; il a 2 à 3 mictions rectales pendant la nuit. 21 octobre 1898. Le malade revient pour l'opération de l'épispadias. Son sommeil n'est pas troublé et il garde l'urine presque 5 et 6 heures. Etat général tout à fait bon.

OBSERVATION LVII. FRANK (75), 1898.

H., 16 ans. Implantation des uretères dans l'S iliaque par le procédé de Maydl. La suture se relâche et il s'échappe au début un peu d'urine par la plaie ; puis la fistule se referme. A cause de cette fistule, le drain rectal dut être conservé pendant 6 semaines. Résultat satisfaisant ; les urines sont évacuées 2 à 3 fois pendant la nuit, et conservées 3 à 5 heures pendant le jour.

OBSERVATION LVIII. HERCZEL (85).

H., 25 ans. Suture à l'intestin des uretères adhérents à un lambeau de vessie. Suites satisfaisantes.

Un an et demi après, le malade garde ses urines pendant 3 heures ; parfois, miction involontaire pendant le sommeil.

OBSERVATION LIX. HERCZEL (85).

Enfant de 11 ans. Opération de Maydl. Un mois après, les urines sont gardées 5 à 6 heures ; parfois, la nuit, miction involontaire.

OBSERVATION LX. NOVÉ-JOSSERAND (89), 1899.

Enfant de 5 ans 1/2. Exstrophie vésicale. 24 février 1899. Opération par le procédé de Tuffier. Fixation du trigone à l'S iliaque. Dans la première nuit, selle contenant des urines sanguinolentes. Un peu d'incontinence, surtout nocturne, dans les premiers jours. Puis 6 à 10 selles par jour. Parfois l'urine évacuée ne renferme pas de matières fécales. Au début, sécrétion muqueuse rectale abondante.

17 mai 1899. Continence parfaite ; aucun signe d'irritation des reins ou de l'intestin. Selles toutes les 3 heures en moyenne.

OBSERVATION LXI. WOSKRESSENSKI (108), 1901.

Nous regrettons de ne posséder que l'indication de ce cas : « Abouchement des uretères dans le gros intestin pour exstrophie de la vessie ».

OBSERVATION LXII. ESTOR (109).

Exstrophie de la vessie traitée par le procédé de Maydl. La continence est parfaite et il n'y a pas le moindre signe d'infection rénale.

Si nous résumons les expériences faites sur les animaux, nous voyons que Pisani a deux fois des insuccès opératoires. Sur les cinq chiens opérés par Pressat, trois fois l'expérience est de date trop récente pour qu'on puisse juger des résultats ; des deux autres chiens, l'un meurt d'hémorrhagie, l'autre de péritonite avec pyélonéphrite d'un rein dont l'uretère était étranglé par la suture. Sur dix animaux, Yatkoutow n'en garde que trois en vie pendant 7 à 8 mois ; l'un des chiens s'est enfui. Les 32 opérations pratiquées sur l'homme peuvent être classées ainsi au point de vue des résultats.

A. *Six morts*. Cas de Maydl (Obs. 35), mort le soir même, attribuée à la narcose prolongée. Le malade de Gersuny (Obs. 55), qui avait de la pyélonéphrite avant l'opération, succombe aussi. Celui de Buccheri (Obs. 50) meurt le quatrième jour ; l'implantation d'un des uretères n'a pas tenu ; le petit malade de Boari (Obs. 51) meurt d'hémorrhagie le lendemain soir. Le malade de Mikulicz (Obs. 46) meurt de pyélonéphrite au quatrième mois ; enfin, dans un des cas de Wölfler la mort par pyélite survint au bout de 15 mois. Ces deux dernières morts peuvent être imputées à l'infection ascendante.

B. *Sept guérisons opératoires*, sans renseignements ultérieurs; ce sont les cas de Maydl (Obs. 31), Trendelenburg (Obs. 33), Trombetta (Obs. 42), Cappello (Obs. 53), Ewald (Obs. 54), Frank (Obs. 57) et Estor (Obs. 62).

C. *Dix-huit guérisons opératoires*, confirmées plus ou moins longtemps après l'opération. Ce sont les cas de Herczel (Obs. 58), au bout d'un mois : de Maydl (Obs. 36), Resegotti (Obs. 40) et Nové-Josserand (Obs. 60), au bout de 3 mois; de Frank (Obs. 56), au bout de 4 mois ; de Maydl (Obs. 37) et de Tuffier (Obs. 49), au bout de 6 mois ; de Von Eiselsberg (Obs. 43), au bout de 9 mois; d'Ewald (Obs. 48) et de Pozza (Obs. 52), au bout de 12 mois ; de Von Eiselsberg (Obs. 41), au bout de 14 mois; de Maydl (Obs. 32), de Bergenhem (Obs. 34), de Krynski (Obs. 38), au bout de 15 mois ; de Wölfler (Obs. 39) et d'Herczel (Obs. 58), au bout de 18 mois; de Crespi (Obs. 44), au bout de 21 mois ; et enfin d'Herczel (Obs. 47), au bout de 2 ans. Mais il faut faire remarquer que le malade de l'obs. 41 (Von Eiselsberg), qui vivait encore 14 mois après l'opération, ne pouvait se livrer à des travaux fatigants sans être pris d'accès de douleurs rénales ; le malade de Resegotti (Obs. 40) a encore, 4 mois après l'opération, des accès de fièvre accompagnés de douleurs rénales ; chez le malade d'Herczel (Obs. 47), il persiste de la polyurie deux ans après l'opération. Ce sont donc trois cas où l'état des reins reste douteux.

Le rectum a bien supporté en général le contact de l'urine ; l'incontinence est cependant signalée dans les cas de Krynski (Obs. 38) et de Mikulicz (Obs. 46). Dans le cas de Maydl (Obs. 37), on a noté un peu d'incontinence nocturne au début ; dans les cas de Von Eiselsberg (Obs. 41) et d'Herczel (Obs. 47, 58 et 59), il y avait parfois incontinence pendant le sommeil profond. Enfin, dans les cas de Von Eiselsberg (Obs. 43) et de Pozza (Obs. 52), l'incontinence nocturne est signalée comme habituelle. Dans ce dernier cas même, le contact de l'urine détermina une violente irritation de la muqueuse de l'S iliaque.

L'implantation du trigone vésical dans le rectum donne donc des résultats bien meilleurs que l'implantation des uretères ; c'est ce procédé qui donne le plus l'espoir d'éviter l'infection ascendante; cependant on a vu par certains cas qu'elle peut parfois survenir Sa mortalité est encore élevée (6 morts sur 32 cas); ce n'est donc pas une opération bénigne, mais c'est incontestablement la meilleure, lorsqu'on se trouve dans l'obligation d'aboucher l'uretère à l'intestin.

Avant de récapituler et de conclure, nous allons donner le détail de nos expériences sur le procédé de Maydl.

Recherches expérimentales sur l'abouchement intestinal des uretères par le procédé de Maydl.

Avant d'exposer les résultats de nos recherches personnelles, nous voulons dire quelques mots du choix des animaux et du manuel opératoire employé. Si le chien se prête mal aux expériences d'implantation de l'uretère lui-même, à cause du petit calibre de ce canal, il convient parfaitement lorsqu'il s'agit de fixer à l'intestin le trigone vésical. L'épaisseur des parois intestinale et vésicale rend les sutures très faciles.

Nous n'avons utilisé qu'une seule fois le chien mâle à cause de la gêne opératoire due à la verge appliquée le long de la paroi abdominale; l'existence de la prostate est une nouvelle cause d'embarras; enfin, l'écoulement purulent urétral, presque constant chez le chien, peut amener l'infection de la plaie abdominale.

Sauf chez un chien mâle où le trigone fut fixé à une anse grêle, dans tous les cas, l'implantation a été faite dans le rectum, qui se prête mieux à l'opération, en raison de ses rapports anatomiques et de sa fixité.

Manuel opératoire. Incision médiane de l'ombilic au pubis; la vessie est vidée par ponction ou expression digitale. Le col étant dégagé des tissus environnants, on l'étreint dans une ligature et on le sectionne au-dessus de celle-ci. Le moignon du col sera rendu extrapéritonéal lors de la fermeture de la séreuse, pour éviter l'infection ascendante ultérieure de celle-ci par les microbes de l'urètre.

La vessie étant attirée hors de l'abdomen, on dégage les uretères sur une longueur de quelques centimètres, en ayant soin de ne pas les dénuder; on respecte au contraire les tissus péri-urétérins qui contiennent les vaisseaux nourriciers.

La vessie est incisée sur la ligne médiane de sa paroi antérieure; la portion supérieure est réséquée assez loin de l'orifice urétéral interne à cause du trajet oblique des uretères dans la paroi. On obtient de la sorte un lambeau rectangulaire; les deux artérioles qui saignent au niveau des angles supérieurs de ce quadrilatère sont liées ou tordues.

Le rectum qu'une irrigation a débarrassé de la majeure partie de son contenu, est attiré, vidé par expression et pincé au-dessus et au-dessous de la portion qui va porter l'anastomose. Il est alors incisé au niveau de son bord libre ; les vaisseaux qui s'y trouvent sont de petit calibre et l'écoulement sanguin est insignifiant. Pour éviter le plus possible l'infection du péritoine par les matières fécales, nous avons employé le procédé suivant :

L'incision longitudinale ne porte que sur les couches séreuse et musculaire. On établit d'abord un premier plan de sutures entre ces tuniques et les couches musculaires de la vessie. Pour cela on fait faire un quart de tour au lambeau vésical dont le grand axe devient vertical ; de sorte que l'uretère gauche devient supérieur. La lèvre gauche de l'incision rectale est donc suturée au bord primitivement supérieur du lambeau vésical.

La muqueuse rectale vient faire une saillie à travers l'incision des couches musculo-séreuses ; par transfixion on peut la suturer à la muqueuse vésicale. C'est seulement après l'achèvement de ce surjet muco-muqueux qu'on sectionne la muqueuse le long du bord droit de l'incision rectale. L'intestin n'est donc ouvert que pendant le court espace de temps nécessaire à la suture des muqueuses du côté droit ; ce qui diminue les chances de souillure du péritoine.

Le lambeau vésical est rabattu sur l'ouverture du rectum ; son bord resté libre (bord primitivement inférieur) est fixé à la lèvre droite de l'incision rectale par des surjets muco-muqueux et musculo-séreux.

Parfois il arrive que l'uretère gauche soit coudé par la corne utérine ; rien de plus facile que de faire la résection de celle-ci. On ferme alors la plaie abdominale en veillant à ce que le col de la vessie soit placé en dehors du péritoine.

Nous avons, chez 9 chiens, abouché à l'intestin le bas-fond de la vessie par le procédé décrit ci-dessus.

Expérience I. — Chienne, 7000 grammes, 7 septembre 1900. Opération. Le 8 septembre, l'animal a émis environ 50 grammes d'urine par le rectum. Dès lors les selles sont liquides et composées de matières fécales mélangées à l'urine. Du 20 septembre au 10 novembre, le poids se maintient à 7500 grammes. 21 novembre, 6500. 1er décembre, 6700 grammes. Mort le 8 décembre (92 j. après l'opération).

Autopsie. — 7000 grammes. L'abouchement siège à 12 centimètres de l'anus. Tout le gros intestin situé au-dessus a un calibre triple de son calibre normal, preuve que l'urine était retenue par le rectum en quantité notable. Pas de lésions de la muqueuse rectale. Un fil qui est resté attaché à la suture est infiltré de sels calcaires. Les uretères, et surtout le droit, sont dilatés ; leur calibre atteint 3 millimètres. Le bassinet droit, très distendu, contient du pus ; il y a également un peu de pus dans le bassinet gauche. Les reins volumineux, mous et pâles, mesurent: le rein droit, 50 millimètres sur 38; le gauche, 45 millimètres sur 30.

Donc, mort par pyélonéphrite.

Expérience II. — Chien, 15000 grammes, 12 septembre 1900. Laparotomie sus-pubienne; la résection totale de la vessie est rendue impossible par l'existence d'une volumineuse tumeur développée aux dépens de la prostate. On découpe un lambeau autour des uretères et on suture la vessie. Le lambeau vésical est implanté dans une anse d'iléon. Mort dans la nuit du 13 au 24 septembre (2e jour).

Autopsie. — Une fissure du lambeau vésical implanté a laissé filtrer dans le péritoine des matières intestinales. La péritonite purulente est localisée à la portion sous-ombilicale de l'abdomen. Uretères perméables; reins normaux. La tumeur prostatique a le volume d'une mandarine; elle est constituée par du carcinome.

Expérience III. — Chienne, 8000 grammes, 28 février 1901. Opération par le procédé habituel. Mort le 11 mars 1901 (11e jour).

Autopsie. — Pas d'adhérences péritonéales; les lignes de suture sont déjà cicatrisées, et les fils muco-muqueux éliminés. Un petit point de la muqueuse du lambeau vésical s'est sphacélé, mais la couche musculaire intacte a protégé le péritoine. Rein droit, 31 grammes, apparence normale. Rein gauche, 35 grammes, volumineux, avec dilatation des vaisseaux capsulaires; à la coupe, on note de la congestion et de la dégénérescence de la zone corticale. Uretère droit normal; l'uretère gauche est dilaté et contient un liquide purulent; son orifice au niveau de la vessie est rétréci, et cet uretère subit une coudure assez brusque en passant au-dessous de la corne utérine gauche. Le bassinet du même côté renferme du pus dont les cultures exhalant une odeur fécale très nette, contiennent du coli-bacille et de longs bâtonnets. Le rectum n'est pas dilaté, sa muqueuse ne porte aucune lésion.

Expérience IV. — Chienne, 17.000 gr., 3 avril 1901. Implantation du trigone dans le rectum, résection de la corne utérine gauche pour empêcher le tiraillement de l'uretère.

L'animal se rétablit très rapidement; il présentait antérieurement à l'opération une éruption de pustules cutanées consécutives à des inoculations de venin. La plaie abdominale s'infecte et suppure abondamment.

Mort le 12 avril 1901 (9me jour).

Autopsie : Epanchement purulent dans le péritoine.

Les sutures vésico-rectales cicatrisées sont bien étanches; les uretères ne sont pas dilatés; les deux reins paraissent sains et pèsent respectivement 53 et 60 gr.

Aucune lésion de la muqueuse rectale.

EXPÉRIENCE V. — Chienne, 16.300 gr., 10 avril 1901. Implantation du trigone dans le rectum; l'animal se remet rapidement et le 28 mai il pèse 14.500 gr. Son état continue à être excellent et son poids atteint, au 30 juin, 16 kilog. Actuellement (31 mars 1902, soit 356 jours après l'opération) l'animal est encore en vie; il ne pèse plus que 11 kilog. et est très amaigri; cependant son appétit est encore très bon.

L'injection sous-cutanée de 2 cc. de bleu de méthylène en solution saturée n'a donné aucune coloration des urines; ces urines ne contenaient pas non plus de chromogène. L'état des reins semble donc mauvais. Le rectum est continent, l'urine qui, en juin, était évacuée toutes les demi-heures, est actuellement conservée jusque pendant une heure.

EXPÉRIENCE VI. — Chienne, 6.000 gr., 2 mai 1901. Implantation du trigone dans le rectum. La chienne supporte bien son état au début; mais, dès le 15 mai, elle commence à maigrir et mange peu. Le 28 mai, l'amaigrissement est extrême; l'animal pèse 2.800 gr. seulement. Mort le 30 mai, 28 jours après l'opération.

Autopsie. Pas de péritonite, pas de lésions de la muqueuse rectale. Les uretères perméables ne sont pas dilatés; les reins sont de volume normal, leur substance corticale paraît pâle. L'examen microscopique de ces reins a montré qu'il existait des lésions de néphrite épithéliale; les tubuli contorti sont très tuméfiés; au niveau des canaux droits, on constate entre les tubes une infiltration cellulaire très marquée.

L'infection ascendante après la guérison opératoire est absolument indéniable dans ce cas.

EXPÉRIENCE VII. — Chienne, 7.000 gr., 11 juin 1901. Implantation du trigone dans le rectum. Cet animal bien rétabli a été tué par les autres chiens, le 18 juin (7e jour). L'abouchement était déjà cicatrisé et les reins d'aspect normal.

EXPÉRIENCE VIII. — Chienne, 5.500 gr., 25 juin 1901. Même opération. Mort le 28 juin (3e jour).

Autopsie. Péritonite purulente. Les sutures se sont désunies en un point. Vive congestion des reins avec dilatation des vaisseaux de la capsule.

EXPÉRIENCE IX. — Chienne, 8.000 gr., 25 juin 1901. Même opération. Mort le 28 juin (3e jour).

Autopsie. Péritonite purulente. Les sutures sont désunies en partie. Même congestion des reins avec dilatation des vaisseaux capsulaires que dans le cas précédent. Il faut noter que cette dilatation des vaisseaux capsulaires est beaucoup plus marquée que la congestion que l'on rencontre fréquemment au cours des péritonites.

En résumé, sur 9 chiens, un seul vit encore 356 jours après l'opération ; les autres sont morts du 2ᵉ au 92ᵉ jour.

3 animaux sont morts le 2ᵉ ou 3ᵉ jour de péritonite due à l'insuffisance des sutures (Exp. II, VIII et IX) ; encore chez ces deux derniers existait-il des lésions rénales. Un chien (Exp. VII) est mort accidentellement au 7ᵉ jour ; le chien IV est mort au 9ᵉ jour de péritonite purulente consécutive à l'infection de la plaie abdominale.

La guérison opératoire n'a été obtenue que chez 3 chiens. L'un (Exp. III) mourut le 11ᵉ jour ; un uretère était obstrué et le rein correspondant infecté. Le chien VI est mort le 28ᵉ jour, après une période d'amaigrissement; on n'a trouvé aucune lésion macroscopique à son autopsie, mais sa mort s'explique par les graves altérations rénales dont il était porteur : néphrite épithéliale, infiltration leucocytaire autour des tubes droits. Enfin, le chien I est mort au 92ᵉ jour d'une pyélonéphrite double.

Le procédé de Maydl n'est donc pas exempt d'accidents immédiats ; on peut toujours craindre qu'une portion du lambeau vésical greffé soit insuffisamment nourrie; c'est ainsi que dans un cas (Exp. III), nous avons trouvé une petite plaque de sphacèle limitée à la muqueuse. Dans les Exp. VIII et IX où les sutures ont coupé les tissus très rapidement, nous ne sommes pas éloigné de croire que les tuniques intestinales ou vésicales, si épaisses et si résistantes dans les conditions normales, étaient insuffisamment irriguées et en voie de sphacèle. De plus, le processus d'inflammation qui siège au niveau de l'anastomose, peut gagner le lambeau vésical ; l'orifice urétéral lui-même peut s'infecter au contact des matières intestinales, et, dans ce cas, il n'est pas impossible d'observer une sténose de cet orifice.

Même dans le cas où l'orifice est intact, nous croyons que le rein peut s'infecter par le reflux de l'urine contenue dans le rectum, au moment des efforts de défécation. Les expériences de Lewin et Goldschmidt (34) et de Courtade et Guyon (41) sur le lapin et sur le chien ont montré en effet que le reflux de l'urine de la vessie dans l'uretère est possible dans certaines conditions. Pareil reflux peut se produire du rectum dans l'uretère, et amener dans les voies d'excrétion du rein l'élément infectant. En tous cas, chez trois de nos animaux opératoirement guéris, l'infection ascendante des voies urinaires s'est produite et les animaux ont succombé les 11ᵉ, 28ᵉ et 92ᵉ jours à des accidents allant de l'inflammation jusqu'à la suppuration. Notre chien survivant depuis 316 jours semble avoir aussi de grosses lésions des reins, si l'on en juge par l'absence de perméabilité au bleu de méthylène ; il nous est donc impossible de le citer comme exemple de guérison.

En somme, nos expériences ne donnent guère de résultats favorables à la méthode de Maydl ; cependant, on ne peut pas établir de comparaison stricte entre les résultats expérimentaux et l'application clinique. Car ce procédé bénéficie chez l'homme des soins de propreté et d'antisepsie dont on entoure l'opéré et qui peuvent retarder beaucoup et peut-être faire éviter l'infection rénale.

*
* *

Si maintenant nous récapitulons les résultats obtenus par les différents expérimentateurs, nous constatons, en ce qui concerne l'abouchement de l'uretère lui-même, qu'un grand nombre d'animaux sont morts de péritonite par suite de la difficulté qu'ont les opérateurs à fixer solidement l'uretère à l'intestin. Les animaux chez qui la guérison opératoire a été obtenue et que l'on n'a pas tués trop tôt ont toujours eu de l'hydronéphrose ou de la pyélonéphrite selon que l'uretère a été obstrué ou est resté perméable.

Les expériences par le procédé de Maydl ont souvent échoué parce que les sutures ne tenaient pas ; nos recherches personnelles montrent que les chiens guéris opératoirement meurent ultérieurement d'infection des reins.

Les conclusions que l'on peut tirer des diverses expériences ne sont donc pas favorables à la dérivation des urines par l'intestin, au moins comme procédé de choix.

En rassemblant les données que nous fournit l'application à l'homme de cette méthode, nous constatons qu'en général le rectum supporte bien le contact de l'urine ; les mictions d'abord fréquentes s'espacent avec le temps, et le malade finit par uriner seulement toutes les 2 ou 3 heures ; il est même des malades qui parviennent à retenir leurs urines pendant 10 heures, la nuit. Cependant l'incontinence est toujours possible, surtout la nuit ; et il ne faut pas oublier la gangrène intestinale qui survint dans le cas de Roux (Obs. 22).

Au point de vue de la mortalité, l'anastomose latérale donne 3 morts sur 3 cas; l'implantation directe de l'uretère donne sur 11 cas, 4 morts et un insuccès opératoire (fistule hypogastrique dans le cas de Tuffier) ; les tentatives d'imitation de l'abouchement urétéro-vésical ont donné 1 mort pour 2 cas. Ces procédés de dérivation de l'urine semblent donc d'une application dangereuse ; on ne peut guère citer qu'un beau succès, celui de Chaput (Obs. 6), mais il s'agit d'implantation unilatérale, opération d'un pronostic beaucoup moins grave, étant donné la suppléance qui peut se faire par l'autre rein. On voit, par exemple, dans les cas de Smith (Obs. 2) et de Chaput (Obs. 7), que des malades qui supportaient bien l'implantation d'un uretère succombent rapidement si on implante le second. Du reste, si nous comparons les résultats, nous voyons que l'implantation bilatérale en un ou deux temps donne pour 10 cas, 7 morts et un insuccès ; l'implantation unilatérale donne 4 guérisons pour 4 cas. Il ne s'agit évidemment que de guérison opératoire, et sans préjuger du sort ultérieur du rein (faible élimination d'urée, dans le cas de Chaput, perméabilité de l'uretère douteuse, dans le cas de Michaux).

L'emploi des boutons anastomotiques a amélioré les résultats opératoires ; sur 14 cas, on note 8 morts, mais il faut tenir compte de l'état antérieur des reins et de la gravité des opérations pratiquées en même temps (tel le cas d'Estienny : ligature des hypogastriques, hystérectomie, implantation des uretères, et les 3 cas analogues de Giordano).

Sur 32 cas, le procédé de Maydl donne 6 morts ; c'est donc lui qui présente la moindre gravité ; mais il ne peut être utilisé que dans les cas peu nombreux où l'uretère à implanter est resté intact.

Indications opératoires. — En effet, le plus souvent il s'agit d'une section de l'uretère au cours d'une opération ou d'une fistule urétérale consécutive. En pareil cas, on peut songer à faire l'implantation de l'uretère dans l'intestin. Mais quand on le peut, il est préférable de faire une urétéro-cystostomie ; quand l'autre rein est sain, il sera parfois aussi meilleur de faire la néphrectomie ou la ligature de l'uretère coupé, si les voies urinaires sont saines. En ce qui concerne la néphrectomie, elle peut toujours être faite secondairement, et elle le doit, si le malade a déjà subi une longue opération ; en ce cas, en attendant on peut fixer l'uretère à la peau ou à l'intestin, ou le lier simplement. La même implantation pourra se trouver indiquée dans les cas de résection d'un segment de l'uretère pour tumeurs, calculs enclavés, pour occlusion cicatricielle ou pour envahissement de ce canal par une tumeur voisine (cancer de l'utérus dans la plupart des cas).

Un certain nombre d'affections de la vessie peuvent devenir justiciables de la dérivation du cours des urines par l'intestin, et il faut placer au premier rang l'exstrophie. Le procédé de Maydl a donné en général de bons résultats ; ce ne doit être cependant qu'un pis-aller et on ne doit l'employer qu'après échec des méthodes autoplastiques. Les tumeurs de la vessie qui ont une tendance fâcheuse à occuper le trigone de Lieutaud, peuvent nécessiter l'ablation totale de la vessie et l'implantation des uretères dans le rectum.

Il en est de même pour certaines formes de cystite, entre autres la cystite tuberculeuse et les cystites douloureuses. La même indication peut encore se poser dans les cas de fistules vésico-vaginales avec destruction de l'urètre.

En tous cas, on considérera le pronostic comme plus grave quand l'implantation doit être bilatérale, ou lorsqu'on ne pourra pas conserver à l'uretère son orifice vésical. Enfin, les cas où la mort est survenue à la suite de l'abouchement du second uretère nous montrent qu'il est prudent de s'assurer du bon fonctionnement du premier uretère avant de faire la seconde implantation.

CONCLUSIONS. — Et nous concluerons : La dérivation des urines par l'intestin peut être employée avec avantage dans les cas où les autres méthodes moins dangereuses sont inapplicables.

Les procédés de Maydl et de Boari doivent être préférés, en raison des résultats qu'ils ont donnés jusqu'ici ; mais ils ne rendent pas impossible l'infection du rein.

La dérivation intestinale de l'urine ne peut donc être considérée que comme un procédé de nécessité ; elle rencontre ses principales indications dans les lésions et altérations de l'uretère, l'exstrophie, la tuberculose, les tumeurs, et certaines fistules de la vessie (1).

INDEX BIBLIOGRAPHIQUE.

1. RICHARDSON. — *Philosoph. Transact.*, VII.

1851. 2. LLOYD. — *The Lancet*, II, p. 370.

1852. 3. SIMON. — *The Lancet*, II, p. 25.

1853. 4. ROUX. — *Union médicale.*

1868. 5. HOLMES. — *The surg. treatment of children's diseases*, p. 149.

1873. 6. STEIMER. — *Arch. f. klin. Chir.*, XV, p. 369.

1879. 7. TH. SMITH. — *St. Barthol. Hosp. Rep.*, t. XV.

1881. 8. ANTAL. — *Arch. f. Gynæk.*, Bd. XVI, p. 314.

9. G. CAZIN. — *Arch. gén. de méd.*, p. 275.

10. DITTEL. — *Wien. med. Jahrb.*

11. GLUCK et ZELLER. — *Arch. f. klin. Chir.*, XXVI, p. 916.

12. SCHRŒDER. — *Zeitsch. f. Geburtsh. u. Gynæk.*, Bd. X, p. 126.

1883. 13. KALTENBACH. — *Cent. f. Gyn.*, p. 716.

1886. 14. BARDENHEUER. — *Die Drainirung der Peritonealhöhle*, p. 240.

1887. 15. CECI. — *Rif. Med.*

16. NOVARO. — *Cong. de la Soc. ital. de Chir.* — *Ann. d. mal. d. org. gén. urin.*, p. 375.

17. ROSE. — *Deut. Zeitsch. f. Chir.*, Bd. IX.

1888. 18. FRITSCH. — *Cent. f. Gynæk.*, p. 804,

19. POGGI et TIZZONI. — *Mém. d. Acad. d. Bologna*, an. III. — *Bull. méd.*, p. 1387.

20. TUFFIER. — *Ann. d. mal. d. org. gén. urin.*, p. 241.

1890. 21. HERCZEL. — *Beit. z. klin. Chir.*, Bd. V, Hf. 3.

22. LEBEDEFF. — *Vratch*, p. 833.

1891. 23. BARDENHEUER. — *Cent. f. Chir.-Verh. d. deuts. Ges. f. Chir.*, p. 182

24. KUSTER. — *id.*

(1) Travail du *Laboratoire de Pathologie interne et expérimentale* de la Faculté de Médecine de Lille (Pr H. SURMONT).

1892. 25. CHAPUT. — *Soc. anat.*, p. 801.
26. GIORDANO. — *Rif. med.*, II, n° 117.
27. MORESTIN. — *Soc. anat.*, p. 796.
28. H. REED. — *Ann. of Surg.*, XVI, p. 193.
29. TUFFIER. — *Soc. anat.*, p. 808.
30. TUFFIER. — *Traité de Chir.* DUPLAY-RECLUS, T. VII, p. 68.
1893. 31. BAZY. — *Acad. de Méd.*, Novembre.
32. BOARI. — *Ann. d. mal. d. org. gén. urin.*, oct.
33. CHAPUT. — *Soc. de Chir.*, p. 309.
34. LEWIN et GOLDSCHMIDT. — *Berl. klin. Woch.*, et *Virchow's Arch.*, Bd. CXXXIV, p. 33.
35. NOVARO. — *Acad. d. Sc. d. Bologna*, S. 5, t. III, p. 729.
36. POUSSON. — *Ann. d. mal. d. org. gén. urin.*
37. THOMSON. — *Zeits. f. Geburtsh. u. Gyn.*, XXVI, p. 178.
38. TUFFIER. — *Ann. d. mal. d. org. gén. urin.*
39. VAN HOOK. — *J. of the americ. med. Assoc.*, 16 dec.
1894. 40. CHAPUT. — *Arch. gén. de méd.*, p. 5.
41. COURTADE et GUYON. — *Ann. d. mal. d. org. gén. urin.*, p. 561.
42. GIORDANO. — *Clin. Chirurgica*, an. II.
43. LEGUEU. — *Chirurg. du rein et de l'uretère*, p. 254.
44. MAYDL. — *Cong. de Rome.* — *Rev. de Chir.*, p. 432 et *Sem. méd.*, p. 186.
45. REIN. — *Cong. de Rome.* — *Centralb. f. Gyn.*, p. 393.
1895. 46. BERGENHEM. — *Eira*, 1895, n° 10. — *Centralb. f. Chir.*, 1896, n° 16.
47. BOARI. — X° *Cong. d. l. Soc. ital. de Chir.* — *Policlin.*, II, f. 10. — *Accad. d. Sc. med. d. Ferrara*, 8 déc.
48. MAUCLAIRE. — *Cong. fr. de Chir.*, p. 546.
49. MAUCLAIRE. — *Presse méd.*, I, p. 162.
50. RESEGOTTI. — *Gaz. méd. d. Torino*, N° 47 et *Centralb. f. Chir.*, 1896, p. 188.
51. TRENDELENBURG. — *Verh. d. deuts. Ges. f. Chir.* in *Centralb. f. Chir.*, p. 117.
52. VIGNONI. — *Gaz. med. di Torino*, n° 2. — *Cent. f. Chir.*, 1896, p. 85.
1896. 53. BOARI. — *Ann. d. mal. d. org. gén. urin.*, p. 1.
54. CHALOT. — *Indépend. méd.*, p. 297.
55. KRYNSKI. — *Centralb. f. Chir.*, p. 73.
56. LORTHIOIS. — *Soc. belge de Chir.*, 15 fév.
57. MAYDL. — *Wien. klin. Woch.*, p. 1240.
58. PISANI. — *Policlino*, p. 333 ; et *Centralb. f. Chir.*, 1897, p. 631.
59. POUSSON. — *Ann. d. mal. d. org. gén. urin.*, p. 103.
60. RESEGOTTI. — *G. d. r. Acad. d. med. di Torino*, n°s 8 et 9 ; et *Centralb. f. Chir.*, p. 1260.
61. TROMBETTA. — *Soc. ital. de Chir.*, p. 148, et *Centralb. f. Chir.*, p. 1255.
62. WŒLFLER. — *Wien. klin. Woch.*
1897. 63. CHAVANNOZ. — *Ann. d. mal. d. org. gén. urin.*, p. 1176.
64. EWALD. — *Wien. klin. Woch.*
65. HERCZEL. — *Ungar. med. Presse*, 21 nov., et *Vratch*, II, p. 1466.
66. LESTRADE. — *Chir. de l'uretère*, Toulouse.
67. LIPINSKY. — *Ann. d. gynéc.*, XLVII, p. 200.
68. MATHEO. — *Deuts. Zeits. f. Chir.*, p. 336.
69. TIETZE. — *Beit. z. klin. Chir.*, Bd. XVIII, Hf. 1.
70. TUFFIER. — *Ann. d. mal. d. org. gén. urin.*, p. 130.

1898. 71. CAVAZZANI. — *Riv. veneta d. Sc. med.*, 15 mai.
72. EWALD. — *Wien. med. Woch.*, p. 2092.
73. FORGUES et RECLUS. — *Thérapeut. chir.*, II, p. 941.
74. FOWLER. — *Amer. J. of. the med. Sc.*, p. 270.
75. FRANK. — *Wien. med. Woch.*, p. 2092.
76. POZZA. — *Gazz. d. Osped. el d. Clin.*, nº 28.
77. PRESSAT. — *Thèse*, Paris, nº 534.
78. SCHNITZLER. — *Wien. med. Woch.*, p. 2092.
79. TUFFIER et DUJARIER. — *Rev. de Chir.*, p. 277.
80. TUFFIER. — *Acad. d. Méd.*, 12 juillet.
81. TURETTA. — *Soc. ital. d. Chir.*
1899. 82. BOARI. — *Gazz. d. Osped. e Clin.*, nº 91,
83. FOGES. — *Viertelj. f. prakt. Heilk.*, Bd. XX, H. 4.
84. FRANK. — *Wien. med. Woch.*, p. 173.
85. HERCZEL. — *Centralb. f. d. Krankh. d. Harn. u. Sexualorg.*, Bd. X, Hf. III.
86. KALABIENE. — *Vratch*, II, p. 1258; et *Centralb. f. Chir.*, 23 décembre.
87. MAZEL. — *Beit. z. klin. Chir.*, XXIII, p. 444.
88. MODLINSKY. — *Verh. d. Gesells. f. Chir.* in *Centralb. f. Chir.*, p. 140.
89. NOVÉ-JOSSERAND. — *Rev. mens. d. mal. de l'enf.*, p. 258.
90. PETERS. — *Canada med. Assoc.-Med. Record*, T. LVI, p. 426.
91. KRAUSE. — *Münch. med. Woch.*, p. 1578.
92. SONEIRA. — *Thèse*, Paris, nº 516.
93. SONNENBURG. — *Deuts. med. Woch.*, p. 219.
1900. 94. ALEXANDROFF. *J. akush. i jensk. boliezn.*, p. 1447. — *Wien. med. Woch.*, 3 décembre.
95. BOARI. — *Chirurgia dell' uretere*, Roma.
96. CHIAVENTONE. — *Ann. d. mal. d. org. gén. urin.*, p. 507.
97. DUVAL et TESSON. — *Ann. d. mal. d. org. gén. urin.*, p. 268.
98. FRANK. — *Cong. de méd.*, Paris. *Sect. de Chir. gén.*, p. 402.
99. MICHAUX. — *Soc. de Chir.*, p. 883.
100. PASCAL. — *Thèse*, Paris, nº 178.
101. PETERSON. — *Am. J. Obs.*, N.-Y., p. 95.
102. YATKOUTOW. — *Soc. d'obst. et de gynécol. de Kiew*, mars.
1901. 103. CARLIER et DAVRINCHE. — *Soc. cent. de méd. du Nord*, 24 mai.
104. DRUCBERT. — *Soc. cent. de méd. du Nord*, 22 mars.
105. GUINARD. — *Soc. de Chir.*, 22 mai, p. 581.
106. KIRKLEY. — *Am. J. Gynæk. a. Obst.*, N.-Y., p. 309.
107. PETERSON. — *J. am. med. Assoc.*, p. 444.
108. WOSKRESSENSKI. — *Khirurgia*, p. 537.
1902. 109. ESTOR. — *Soc. de Chir.*, 12 février.

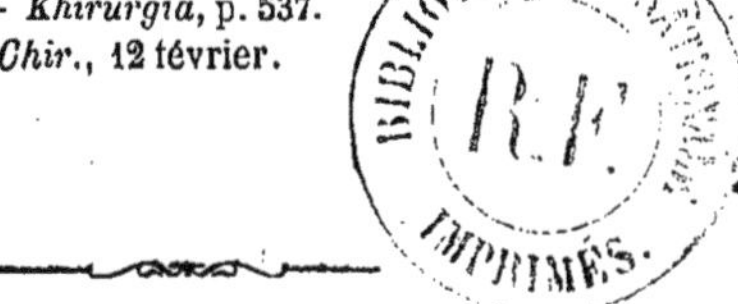

Le Mans. — Imprimerie de l'Institut de Bibliographie. — VII-1902. — Nº 1046.

18

www.ingramcontent.com/pod-product-compliance
Ingram Content Group UK Ltd.
Pitfield, Milton Keynes, MK11 3LW, UK
UKHW020955220726
13924UKWH00002B/709

9 782019 963996